广州市科技局科普项目成果系列图书

青少年口腔健康知识手册

◎主编　容明灯
◎副主编　尹无为　陈潇　李周文婷　王青青

南方出版传媒
广东人民出版社
·广州·

图书在版编目（CIP）数据

青少年口腔健康知识手册 / 容明灯主编. -- 广州：广东人民出版社，2021.9
ISBN 978-7-218-15183-0

Ⅰ. ①青… Ⅱ. ①容… Ⅲ. ①口腔－保健－青少年读物 Ⅳ. ①R78-49

中国版本图书馆CIP数据核字(2021)第159001号

QINGSHAONIAN KOUQIANG JIANKANG ZHISHI SHOUCE
青少年口腔健康知识手册
容明灯　主编　　尹无为　陈潇　李周文婷　王青青　副主编　　版权所有　翻印必究
出 版 人：肖风华

责任编辑：黎　捷　　梁　晖
图书设计：广州亦可文化传播有限公司
责任技编：周星奎
出版发行：广东人民出版社
地　　址：广州市新港西路204号2号楼（邮政编码：510300）
电　　话：(020) 85716809（总编室）
传　　真：(020) 85716872
网　　址：http://www.gdpph.com
印　　刷：广州市岭美文化科技有限公司
开　　本：787mm×1092mm 1/16
印　　张：9　　　字　　数：160千
版　　次：2021年9月第1版
印　　次：2021年9月第1次印刷
定　　价：48.00元

如发现印装质量问题，影响阅读，请与出版社(020-85716849)联系调换。

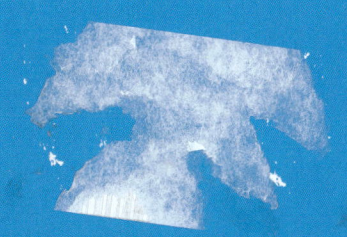

主　编

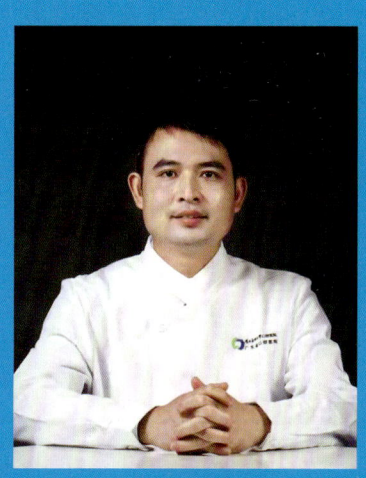

容明灯

南方医科大学口腔医院牙周种植科主任
博士　主任医师　硕士研究生导师
广东省第三批"组团式"医疗援藏优秀专家人才
《口腔疾病防治》杂志审稿专家
中国医学装备协会组织再生分会常委
中华口腔激光医学专业委员会委员
白求恩精神研究会口腔医学分会理事
中国老年学和老年医学口腔保健分会常委
广东省医学教育协会种植专业委员会委员
第五届"羊城好医生"
2020年度"岭南名医"

　　南方医科大学博士毕业，师从我国著名口腔种植专家周磊教授，主要从事口腔种植临床工作，擅长微创种植、上颌窦底提升术、无牙颌的种植修复及种植体周炎的防治；主持省自然科学基金等省级科研项目共3项，并参与过国家自然科学基金研究项目多项，以第一作者及通讯作者在SCI收录的杂志上发表研究论著10篇，参与在国内外杂志上发表种植相关的研究文章近30篇，国家级专利2项，参译《口腔种植并发症：病因预防和治疗》、《激光在口腔中的临床应用指南》以及《牙齿与种植体软组织美学处理》。

副主编

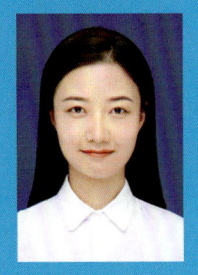

尹无为

四川大学华西口腔医学院八年制博士毕业，南方医科大学口腔医院主治医师，以共同作者发表 SCI 文章 4 篇。

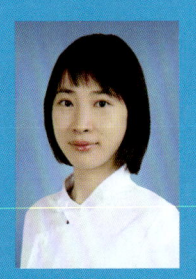

陈潇

硕士，南方医科大学口腔医院主治医师，曾在日本东北大学齿学部学习，是一位从青少年时期起就热爱口腔医学事业的口腔医生，从事临床工作 9 年。

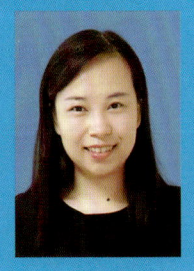

李周文婷

硕士，广州市科学技术交流馆有限公司常务副总经理，负责市级科普基地管理、科普条例宣贯、科技活动周活动宣传、科普活动监测评估等工作。

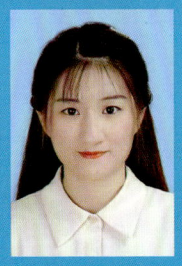

王青青

硕士，广州市科学技术交流馆有限公司科普部部长，近年主要从事科学普及、科学传播等相关工作，具有丰富的大型科普活动策划、成效监测评估等相关工作经验。

序 一

口腔疾病几乎是全人类的疾病，它不仅给口颌系统的生理功能造成严重破坏和影响，而且与我们全身各个系统的疾病都有非常密切的关系，甚至是诸多致命性疾病的发病原因。因此不能不唤起大众对口腔疾病的重视，对口腔健康的关注。

在很长一段历史时期，由于经济发展的制约，加之传统习俗中老百姓对口腔健康的重要性缺乏了解，"牙病不算病，疼起要人命"竟成为许多人的口头禅。

改革开放以来，我国发生了翻天覆地的变化，各项事业取得了巨大进步与发展，如今已成为经济总量第二的大国，人民大众的生活水平也得到极大提高，人民的健康观念也在不断进步，对口腔健康的需求日益增加，这也成就了我国口腔医学事业如今巨大的进步与发展。但是我们也清醒地认识到，作为全球最大的人口大国，我国大众的口腔健康水平与很多西方国家相比较还存在较大差距，要真正实现健康中国的伟大战略，我们要走的路还很长，可谓是任重道远。

2016年5月30日，习近平主席在全国科技创新大会上讲话指出："科技创新、科学普及是实现创新发展的两翼。要把科学普及和科技创新放在同等重要的位置，普及科学知识、弘扬科学精神、传播科学思想、倡导科学方法，在全社会推进形成讲科学、爱科学、学科学、用科学的良好氛围。" 对于我国口腔医学工作者来说，我们必须认识到口腔健康知识的普及和口腔医学技术的进步与发展具有同等重要的价值。口腔健康科学知识的普及也是我国口腔医学事业进一步发展的基础，是每一个口腔医学工作者义不容辞的责任和义务。我们必须在自己工作的每一个环节对自己的患者，对社会大众开展口腔健康教育，普及口腔保健知识。

感谢南方医科大学口腔医院（广东省口腔医院）容明灯主任医师作为我国年轻一代的牙周病学专家、口腔种植专家，在自己繁重的日常临床、教学工作之余，带领牙周种植科团队挤出时间编写了这本《青少年口腔健康知识手册》，为我国口腔健康科学知识的普及作出自己的贡献。全书分为六个章节，内容十分丰富，涵盖了多个学科的常见口腔疾病，而且还对患者的就医编写了指南。该书不仅文字精炼，还邀请专业人士为书中所有的知识点绘制了精美的插图，使其对青少年读者更具吸引力，更有阅读的兴趣。我相信，这本通俗易懂，又涉猎口腔健康知识广泛的科普书，一定会对我国青少年群体口腔健康意识的提高、口腔保健知识水平的提高作出贡献，这对我国青少年群体口腔健康水平的提高必定是一件很有意义很有价值的好事。我们都知道良好口腔卫生习惯的养成，一定要从青少年抓起，更何况他们是我们国家的希望和未来。

衷心地祝贺容明灯医生的这本著作出版发行，也希望更多的口腔医学工作者加入口腔健康知识科学普及的队伍中来，共同为我国人民口腔健康水平的提高作出贡献！

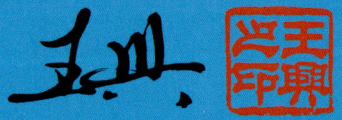

2021 年 5 月 13 日于北京

王兴 中华口腔医学会名誉会长

序 二

随着我国人民生活水平提高,口腔健康问题日益受到重视。2020年9月11日,习近平主席在京主持召开科学家座谈会,提出了"四个面向"的工作要求,其中一个面向就是要面向人民生命健康。口腔健康是全身健康的重要组成部分,也是反映一个国家或地区居民身心健康、文明水平的重要标志。提高人们口腔健康水平对于全身健康具有十分重要的意义。健康教育是预防和控制慢性疾病的重要方法,也是提高人类健康水平的重要手段,同样,需要通过口腔健康教育普及知识,使人们达到良好的口腔健康水平。第四次全国口腔健康流行病学调查结果显示大众口腔健康知识普及率不高,不断加强科普宣传,普及口腔健康知识是口腔预防医学专业工作者一直努力工作的目标。

科普读物对普及科学知识非常重要,我很高兴看到这样一本面向青少年的口腔健康科普图书出版。主编容明灯主任是一位有艺术追求的口腔医学专家,他的医学诊疗艺术给我留下了深刻的印象。书中介绍了口腔常见疾病的预防和日常保健方法,专业知识与趣味插图相结合,特别是图片部分,针对内容精心绘制,生动有趣,把科学、科普和艺术有机地结合起来,能引起青少年的阅读兴趣,而且读起来也不会觉得吃力,对于成年人也不失为一本好读物。希望读者们能从这本书中学到口腔医学的一些基本知识,建立起口腔疾病预防的意识,主动采取措施维护自身口腔健康,并在将来的学习、工作和生活中将正确的口腔预防保健知识传递给身边的人。

2021年5月13日于广州

黄少宏 中华口腔医学会口腔预防专业委员会副主任委员
南方医科大学口腔医院(广东省口腔医院)院长

前　言

从事口腔临床工作这么多年，我一直以为自阿尔弗雷德·方斯（Alfred Fones）医生编著的世界上第一本口腔预防教科书问世以来，口腔类的保健科普系列丛书已有很多，口腔健康教育工作应该已经取得了很好的普及成果。即便老一辈可能由于没有得到有效的口腔卫生宣教而疏忽了口腔保健，但青少年们成长在网络信息化时代，医学科普方式更为灵活、内容更加丰富，理应学到了很好的口腔保健知识。然而我们发现，面对混杂着真科普知识和伪医学信息的互联网，大多数人实在难以分辨。

之前，阿尔弗雷德·方斯医生发现，人们总是花费大量的金钱去治疗疾病而非预防疾病。但目前，大部分人对现代口腔医学提倡的预防、保健、康复等健康观念仍缺乏深刻认识和足够的重视。而我在每天的口腔临床工作中，依然见到不少的年轻患者，由于对常见口腔问题的重视不够，错过了黄金治疗时机，不但无法获得理想的诊治效果，还招致了高昂的诊疗费用负担，甚至给自己的信心甚至人生带来了很大的负面影响。

一些本可以预防的口腔疾病，为什么还会如此频繁地见于青少年人群呢？我一直在思考：问题到底出在哪里呢？是不是我们的口腔保健书还不够通俗易懂？如何才能吸引我们的年轻一代主动地去阅读和关注口腔保健知识？……

青少年是科普教育的主要对象，目前以青少年读者为对象的口腔医学科普书不多，能否出一本图文并茂、更加生动、具有新时代气息的书籍，吸引和教会青少年更主动地去保护好口腔？作为一名口腔医务工作者，我自觉应该在完成临床工作的同时，做一些"治未病"的知识宣传和科学普及工作。然而由于工作繁忙和家庭琐事，这一想法一拖就是几年。

一次偶然和必然的机会,我结识了"老广新游创作团队",谈到了出版一本图文并茂、针对青少年口腔健康教育的科普书的设想,大家一拍即合!该团队的王大欣老师说,以我们的专业知识配搭他们生动有趣的漫画,一定可以做出一本让老百姓受益匪浅的书。可喜的是,这一想法同时也得到了交流馆科普团队的大力支持,于是我们马上组成编书委员会展开了撰写,因为我觉得这事情不能再拖了,出版早一天,就可以多帮助到一些朋友早日预防口腔疾病的发生,特别是我们青少年一代。我们做口腔健康科普的初心,是想通过传播口腔保健知识、推广口腔疾病预防技术,鼓励人们建立正确的口腔健康意识,提高自我保健能力,改变不良习惯,主动采取有利于口腔健康的行为,以达到减少口腔疾病发生率,并终生维护口腔健康的目标。

最后,十分感谢中华口腔医学会名誉会长王兴教授、中华口腔医学会口腔预防专业委员会副主任委员黄少宏院长在百忙中为此书作序,感谢南方医科大学口腔医院(广东省口腔医院)牙周种植科团队和曾金金医生在写书期间对我的支持和帮助,感谢交流馆科普团队、广东人民出版社黎捷老师及其编辑团队对本书出版的多次指导,感谢"老广新游创作团队"为本书创作了大量生动有趣的漫画。没有你们的鼎力支持和帮助,便没有此书的问世。

本书获广州市科学技术局科普项目支持,由南方医科大学口腔医院(广东省口腔医院)和广州市科学技术交流馆有限公司、广州科技开发有限公司共同创编。

由于笔者平时临床、科研以及教学工作繁忙和水平有限,本书肯定存在瑕疵甚至错误,敬请各位专家与读者斧正。

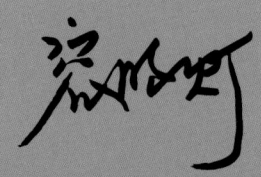

2021 年 5 月 6 日

目　录

第一章　牙齿　　　　　　　　　　　　　01
　　第一节　龋齿　　　　　　　　　　02
　　第二节　牙齿敏感　　　　　　　　14
　　第三节　牙外伤　　　　　　　　　20

第二章　牙龈及口腔其他软组织　　　　29
　　第一节　牙龈炎　　　　　　　　　30
　　第二节　慢性牙周炎　　　　　　　38
　　第三节　口腔溃疡　　　　　　　　49
　　第四节　舌系带过短　　　　　　　56

第三章　牙列发育　　　　　　　　　　61
　　第一节　乳牙列与恒牙列　　　　　62
　　第二节　替牙期的异常现象　　　　67
　　第三节　爱发炎的智齿　　　　　　73

第四节 错𬌗畸形 78
第五节 影响颜值的不良习惯 87

第四章 颞下颌关节 93
第一节 颞下颌关节 94
第二节 颞下颌关节紊乱病 97

第五章 口腔清洁维护 105
第一节 牙菌斑 106
第二节 牙刷的挑选攻略 108
第三节 有效的刷牙方法 111
第四节 牙膏的挑选攻略 112
第五节 其他清洁用品 114
第六节 医院的专业清洁 118

第六章 口腔专科医院就诊指南 121
第一节 口腔专科医院里的主要科室 122
第二节 口腔疾病常规诊治前须知 128

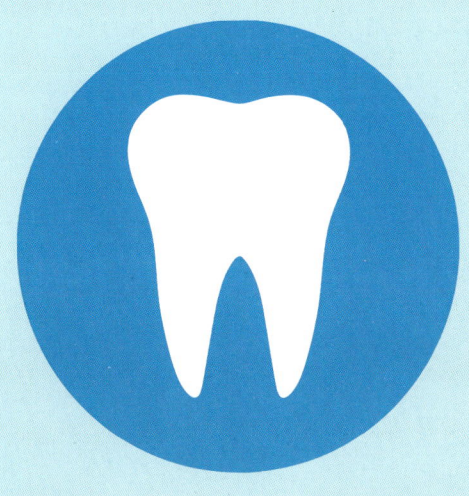

第一章 牙齿

第一节 龋齿

一群考古学家在一枚距今约 1.4 万年前的古人类牙齿上，发现了尖锐石器工具切割的痕迹。这说明，在旧石器时代晚期，人们已经开始想办法将牙齿上龋坏的部分去除，以减轻牙痛的困扰。

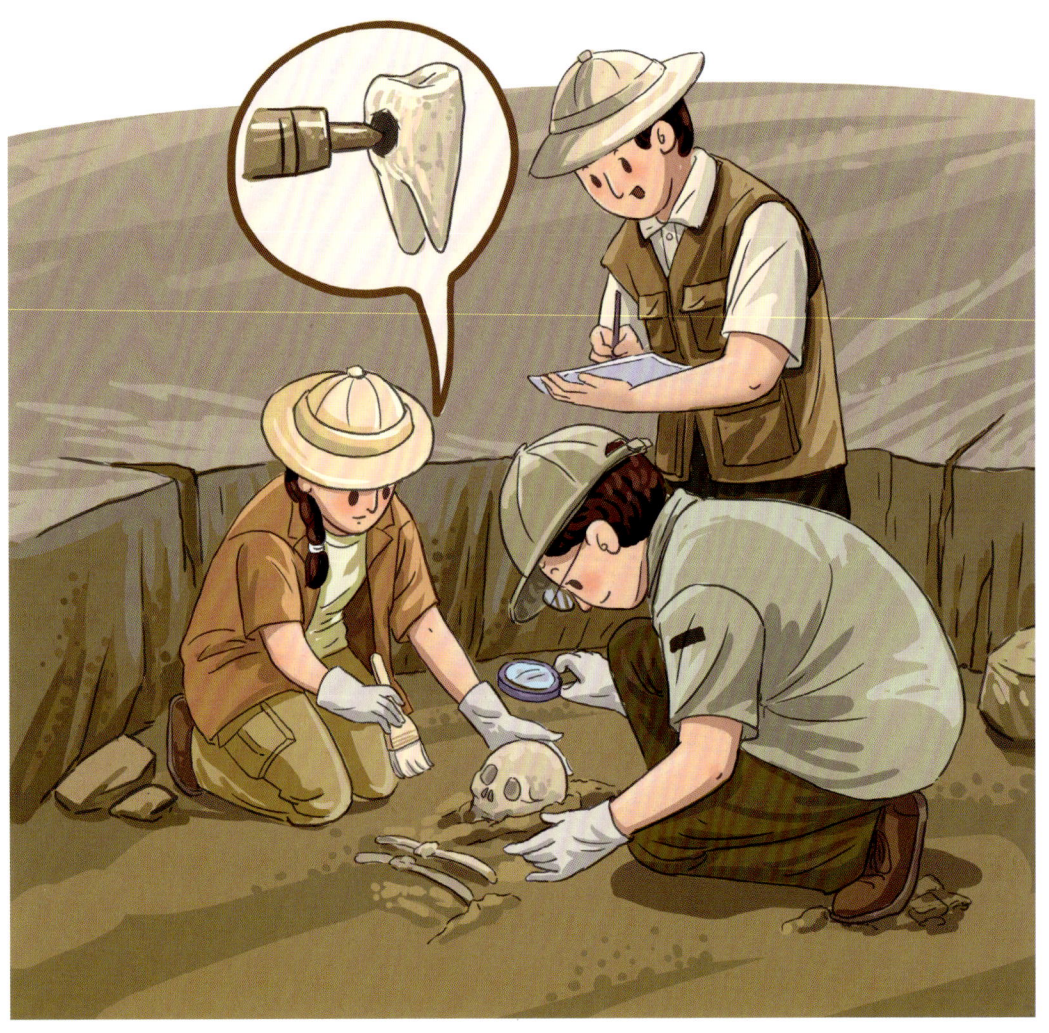

2

一、牙齿为什么会龋坏

龋齿又称龋病,俗称蛀牙、虫牙,是最常见的口腔疾病之一,从远古时代到今天一直伴随着我们的牙齿,从未被消灭。如果你张大嘴巴对着镜子仔细观察自己的牙齿,很可能会发现牙齿上有一些刷不干净的黑色小洞或小缝,这些黑洞和黑缝可能是龋病的表现。牙齿为什么会龋坏呢?主要有以下四个方面的因素影响龋病的发生。

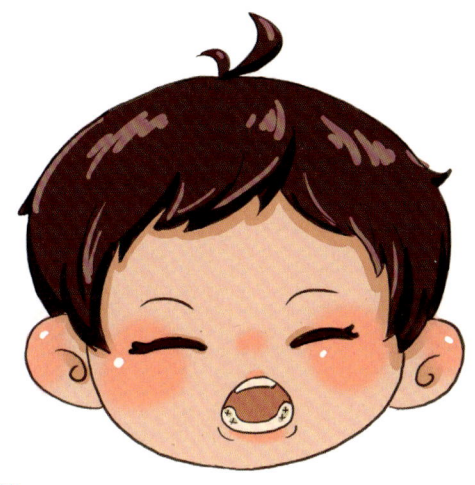

❶ 细菌

"虫牙"里的"虫",龋病的罪魁祸首,其实就是生活在我们口腔中的细菌。人不是生下来就有牙齿,但我们在出生的第一天就可能通过亲吻"继承"了来自母亲的口腔细菌。

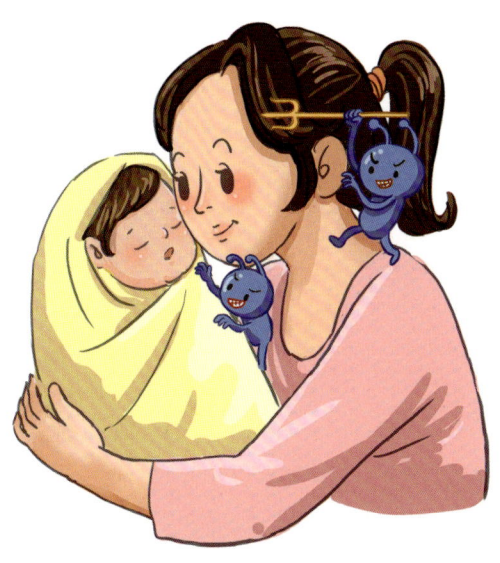

这些细菌就会定居在我们的口腔黏膜、舌头和牙齿的表面，逐渐形成一个稳定的微生态系统。口腔微生物群有 700 多种常见的细菌，其中有能帮助我们维持口腔健康的好细菌，也有影响口腔健康的坏细菌。

导致龋病的主要致病菌有变形链球菌、乳杆菌、黏性放线菌等等。它们利用唾液中的糖类物质获得生长所需的养分，在牙面上迅速形成菌斑，同时产生大量的酸性物质，"腐蚀"我们的牙齿。

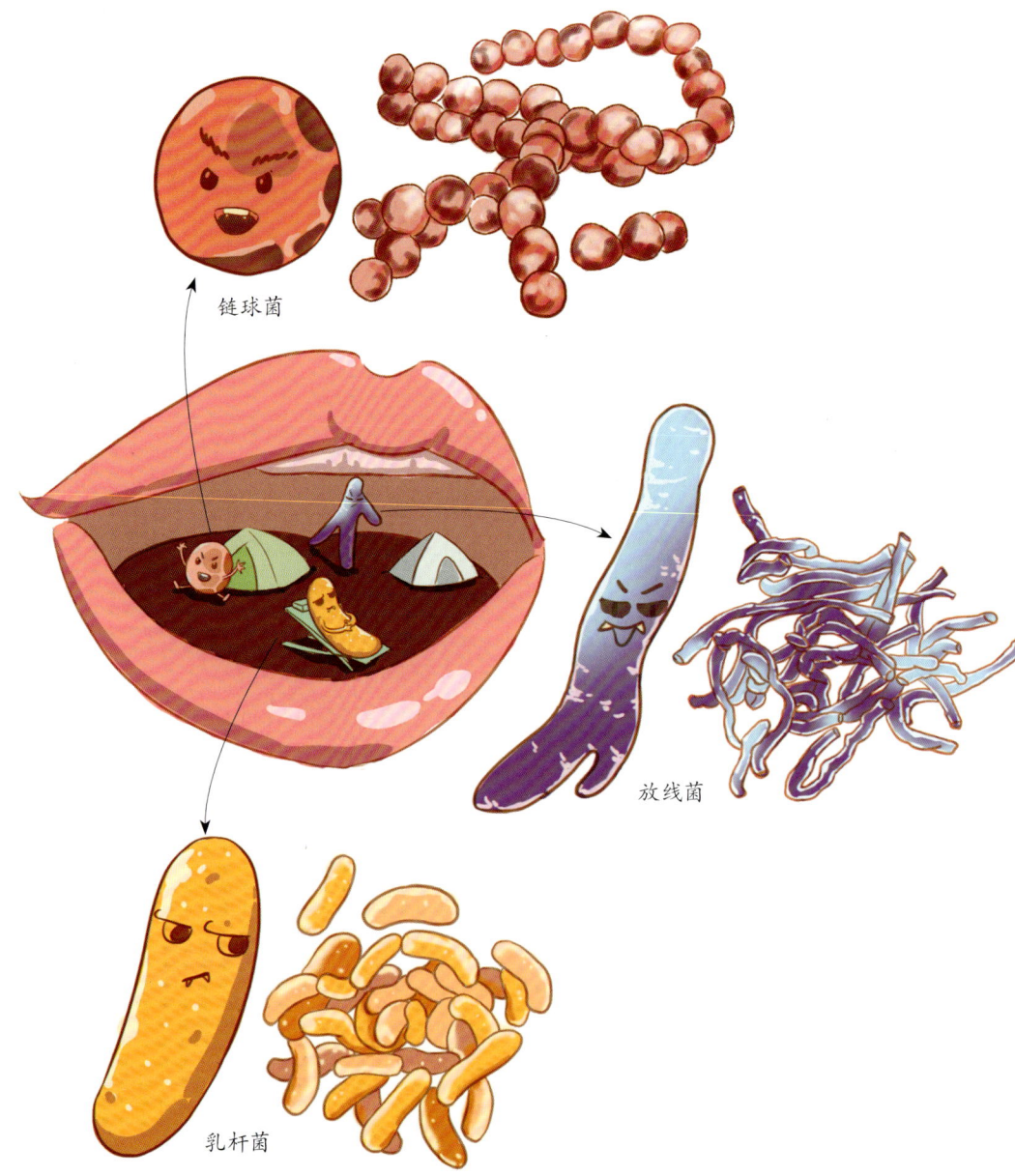

链球菌

放线菌

乳杆菌

第一章 牙齿

② 食物

　　糖类是口腔细菌的主要能量来源，食物中的糖分越多，牙齿受到的威胁就越大。农业革命之后，人类逐渐以富含淀粉的谷物为主食，例如麦子、水稻等等。淀粉、蔗糖等糖类物质在口腔内被水解成单糖，可以说，我们在进食这些糖类物质后，在填饱我们肚子的同时也填饱了细菌的肚子。随着社会不断发展，我们的食物越来越精细，餐桌越来越丰盛，导致了糖果、蛋糕、饼干、果汁、可乐等高糖食物的摄入量增加，患龋率也随之上升。

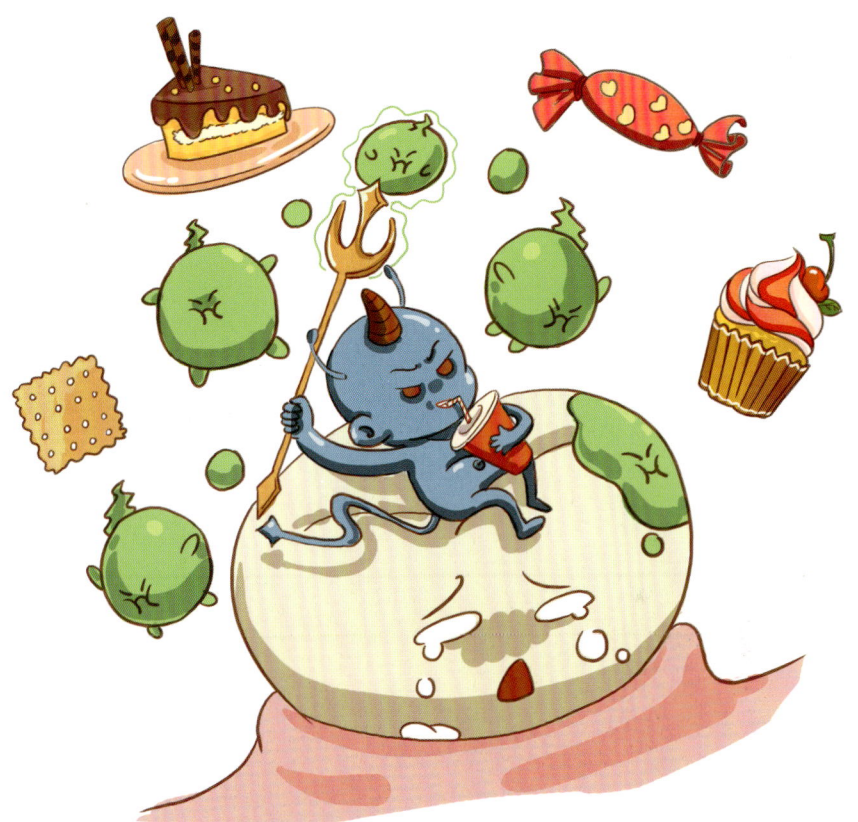

③ 人体

　　人与人之间的个体差异决定了每个人对龋病的易感程度不同。有的人几乎从不长蛀牙，有的人很少吃糖嘴里却有多颗蛀牙。这是因为唾液的黏稠度与牙齿的排列、形态和矿化程度等差异都与菌斑的形成有着密切的关系。唾液对口腔细菌代谢产生的酸具有稀释和缓冲作用，唾液中的 Ca^{2+} 还能帮助轻度脱矿的牙齿表面再矿化。因此唾液的分泌量、成分以及缓冲能力的大小都与龋病的发生发展过程密切相关。

另外，排列整齐的牙齿更容易清洁，而排列拥挤的牙齿邻面很难刷干净，更容易发生龋坏。后牙的咬合面是凹凸不平的，有着纵横交错的点隙窝沟，软垢、食物残渣和细菌滞留在窝沟狭窄的间隙内很难被日常刷牙彻底清除。因此牙齿对龋病的易感性与窝沟的深度呈正相关，窝沟越深的牙齿越容易龋坏。还有少数人因为遗传性或全身性疾病影响了牙齿的发育和矿化，这样的牙齿硬度不足，极易患龋，且程度较重。

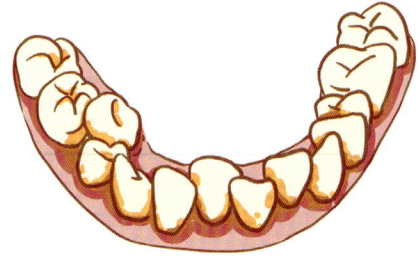

拥挤的牙列

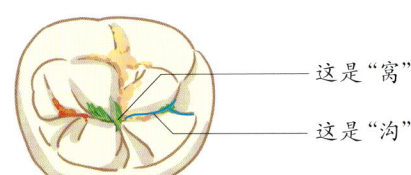

这是"窝"
这是"沟"

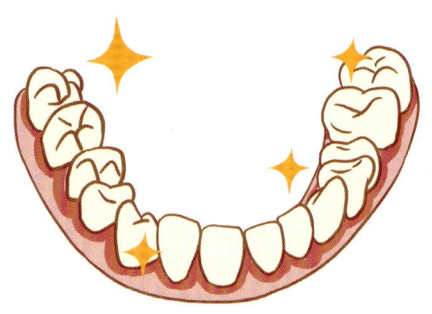

正常的牙列

❹ 时间

龋病的发展是一个较为缓慢的过程，致龋菌在牙面形成菌斑、代谢产酸、牙齿脱矿、龋洞的形成都需要一段时间，只有当致龋菌、高糖饮食和容易龋坏的牙齿三者同时存在一段时间以后，龋病才会发生。

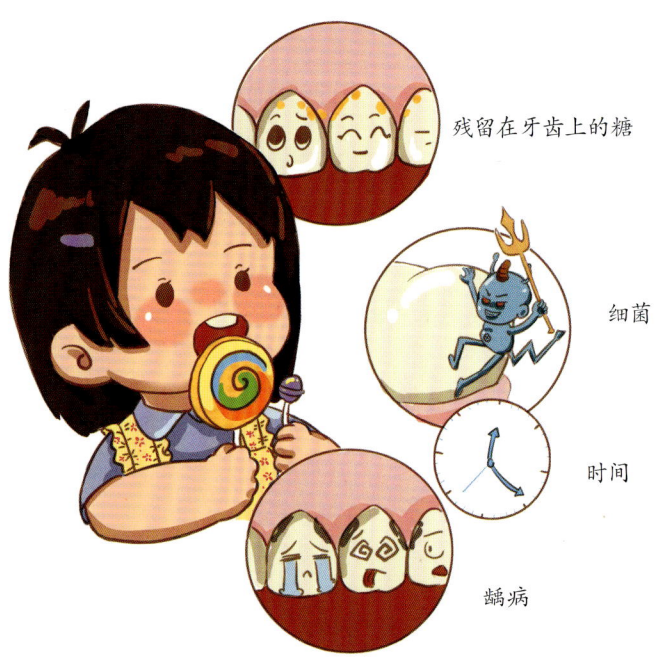

残留在牙齿上的糖

细菌

时间

龋病

二、龋病的发展过程

牙齿表面有一层坚硬的保护壳,叫作牙釉质,它是人体内钙化程度最高的组织,但依然无法抵挡致龋菌产生的酸蚀作用。龋病最早期的表现是牙齿表面的白垩色斑纹,这代表着牙釉质表层的矿物质已经被细菌产生的酸性物质分解了。接下来病变部位会有色素沉着,呈黄褐色。此时,除了牙齿的颜色改变以外,你不会感觉到任何不适。但牙釉质无法再生,随着时间的延长,牙釉质在酸的作用下层层瓦解,龋洞便形成了。局限在牙釉质层内的浅龋一般没有症状,人们很难发觉它的存在,当你感觉到异常的时候,龋洞可能已经很深了。

牙釉质的内层是淡黄色的牙本质,构成了牙齿的主体结构。牙本质的硬度低于牙釉质,对龋的抵抗力更弱。一旦龋病穿透了牙釉质的防守到达牙本质层,进展速度就会大大增加。牙本质中有数以百万计的牙本质小管,可以将外界的刺激传导至牙齿中心的牙髓神经。当龋洞扩大到牙本质中层时,进食时的冷、热、酸、甜刺激或大块的食物残渣进入龋洞会引发明显的疼痛,刺激去除后疼痛可以立即消失。

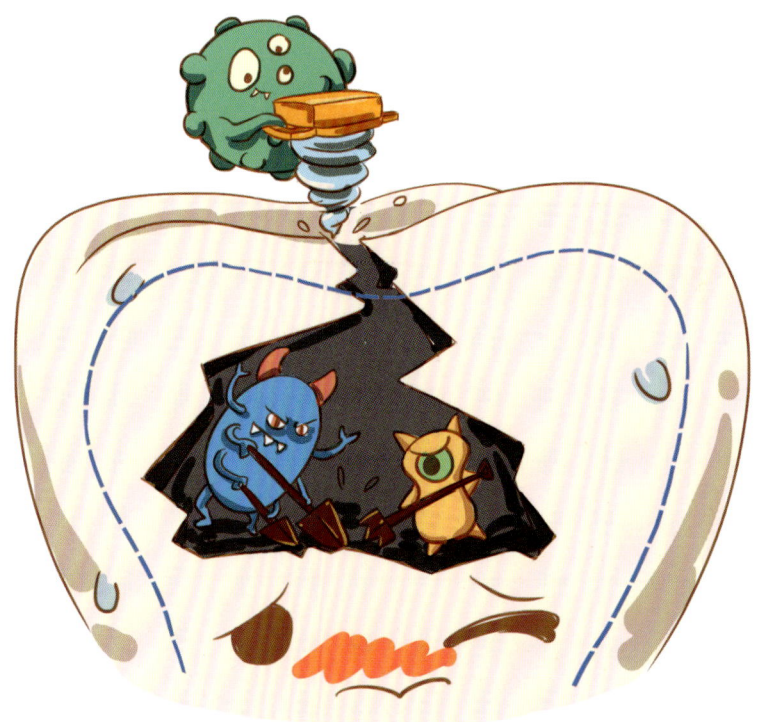

牙本质的抗龋能力比牙釉质弱

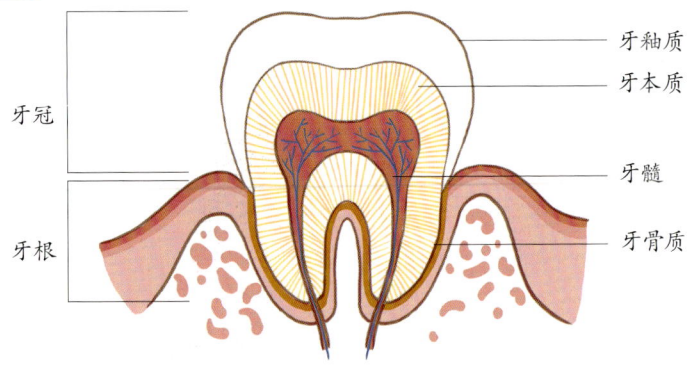

如果牙本质龋继续不受控制地发展下去,细菌和代谢产物很快就会造成牙髓的感染,产生剧烈的自发性疼痛。牙髓炎的疼痛通常会在夜间发生和加重,所以当你牙疼得睡不着觉的时候,十有八九都是牙髓发炎了。

假如你抱有侥幸心理,或者拥有钢铁般的意志力,能忍受牙髓炎的剧痛还坚持不去看牙医的话,等到牙髓坏死之后剧烈的疼痛会暂时缓解。但感染还在进一步扩散,细菌继续向牙根深处蔓延,顺着牙根往下继续感染牙根周围的结构,导致牙槽骨的破坏,口腔医生称之为牙槽骨吸收,最终的结果就是牙齿无法保留,不得不拔除。

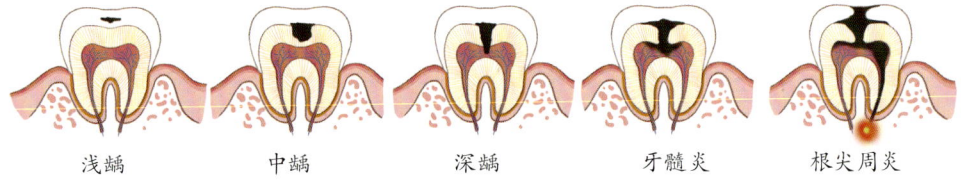

龋病可以在牙齿暴露于口腔内的任意一个部位发生。别以为只有看得到的咬合面可能长蛀牙,在一些被牙齿和牙龈挡住的、看不见的地方也可能发生龋坏,比如牙齿的邻面和牙龈下方的牙根表面。邻面龋和根面龋悄无声息地破坏着牙齿,肉眼无法直接看到,只能通过 X 线检查发现它们的踪迹。如果没有定期进行口腔检查,等到牙齿出现疼痛才发现,龋洞的破坏范围已经比较大了,治疗难度也相应增加。

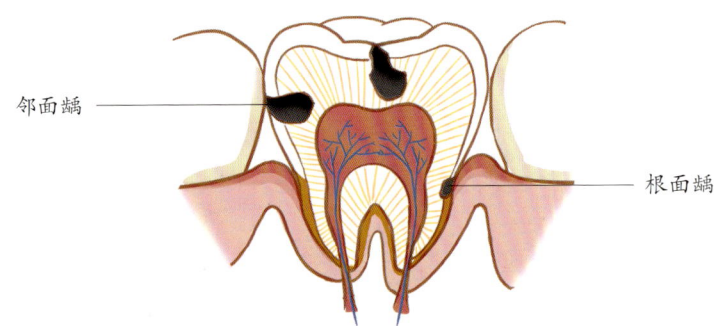

三、乳牙龋的特点

从第一颗乳牙萌出开始，宝宝就面临着龋病的风险。乳牙的患龋时间早，低龄儿童龋最早的发病时间甚至不到 1 岁。和恒牙相比，乳牙的矿化程度低、抗龋能力差，乳牙之间还存在生理间隙，容易滞留食物残渣，再加上儿童的口腔清洁能力较差，时常有多颗乳牙同时龋坏的情况发生。乳牙龋的进展速度比恒牙更快，短时间内就可以发展成深龋和牙髓炎，但因为自觉症状不明显，或者患儿无法准确地表达出不适的部位，从而常常被家长忽视。

谈到乳牙龋，必须提到一个名词："奶瓶龋"。它是美国儿童牙科学会最早提出的一个概念，这是一种因喂养方式不当造成的婴幼儿上颌多颗乳前牙唇侧及邻面的龋坏。许多宝宝喜欢含着奶瓶入睡，睡眠时唾液分泌减少，乳牙紧贴奶嘴，长时间接触奶或果汁，导致乳牙很容易就发生了脱矿，最终形成了龋齿。

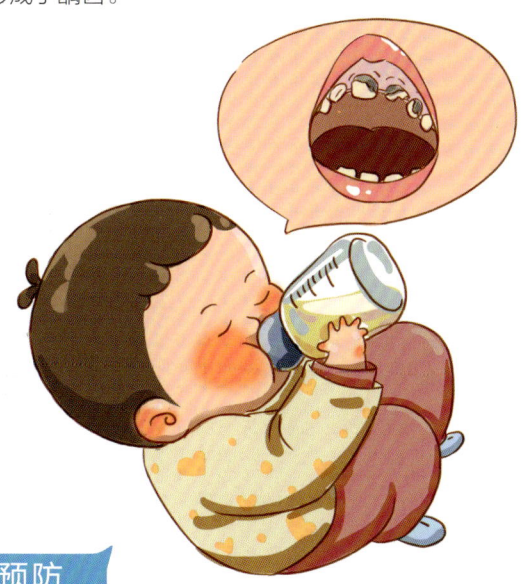

四、龋病的预防

1 保持良好的口腔卫生习惯

坚持每天早晚两次刷牙，每次刷牙时间不少于 3 分钟，养成餐后和睡前用牙线清洁牙齿邻面的习惯，睡前刷牙后不再进食。对于哺乳期的婴儿，早晚用清洁的纱布蘸水清洁宝宝口腔并按摩牙床。萌出第一颗乳牙后就要用指套牙刷帮助宝宝擦洗牙面，尽量在 1 岁以前停止奶瓶喂养，每次喂奶后要用少量温水清洁口腔。如果宝宝需要奶瓶安抚入睡，奶瓶中用白水替代含糖饮品。对于3岁以内的幼儿，家长可以使用儿童牙刷帮助孩子刷牙，并逐步培养孩子的口腔卫生保健意识。当孩子能独立刷牙以后，家长可以每天早晚与孩子一起刷牙，并检查他刷得干不干净，还可以用牙线帮助孩子清洁牙齿邻面（详见本书第五章）。

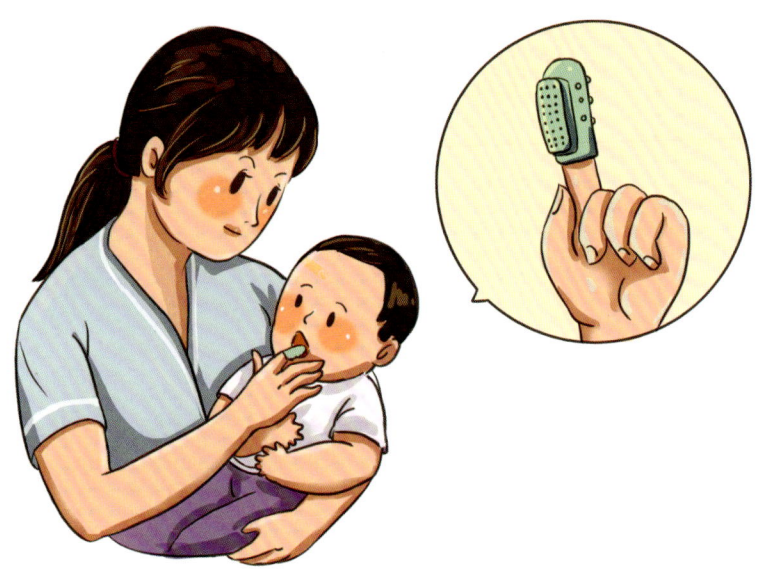

❷ 控制糖类物质的摄入

在日常生活中严格控制高糖食物的摄入量和摄入频率，频率比摄入量更重要，仅在正餐时间食用甜食，少喝果汁和碳酸饮料。建议多吃粗粮、水果和蔬菜，因为纤维类的食物在咀嚼过程中对牙面有一定的机械清洁作用。如果实在特别喜欢甜食，可以吃用糖替代品制作的甜点和饮料，如木糖醇、赤藓糖醇等甜味剂不能被口腔细菌代谢，不具有致龋性。

❸ 氟化物的使用

氟是一种人体健康所必需的微量元素，可以促进牙釉质再矿化、抑制细菌产酸。适量用氟对牙齿有益，可以有效预防龋病。日常生活中最常见的氟化物应用是含氟牙膏。成年人使用的含氟牙膏氟化物浓度为0.1%-0.12%，6岁以下儿童使用的含氟牙膏氟化物浓度较低，一般是0.05%左右。日常使用含氟牙膏是牙医大力推荐的防龋基本操作，需要注意的是6岁以下儿童最好使用儿童专用的含氟牙膏。此外，还可以在牙医的帮助下将高浓度氟化物涂在牙齿表面，形成一层"保护层"，帮助预防龋齿。小朋友 2~3 岁就可以开始常规涂氟，牙医会根据患龋风险的高低建议每 3~6 个月涂一次。

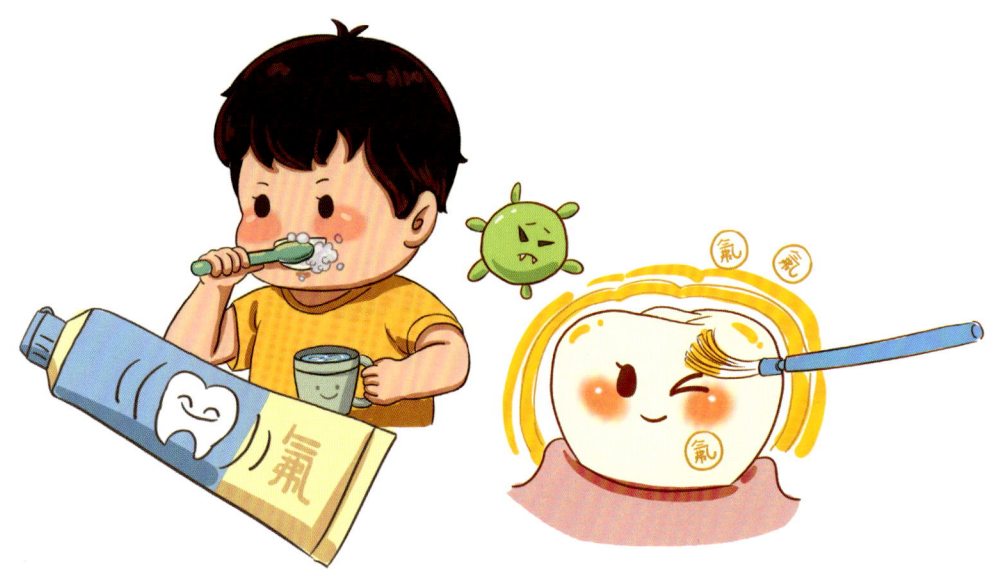

❹ 窝沟封闭

前面讲到了后牙的咬合面有深而窄的点隙窝沟，不易清洁。窝沟封闭的原理就是用特定的材料将牙齿的窝沟填平，使牙齿咬合面变得光滑易清洁，从而有效预防龋病。窝沟封闭是一种安全、无痛、无创的防龋方法。我国很多城市都已经开展了针对适龄儿童的免费窝沟封闭防龋项目，在学校的定点医疗机构就可以接受免费窝沟封闭服务。后牙的咬合面完全萌出之后就可以做窝沟封闭，乳牙通常在 3 岁左右，恒牙在 6~12 岁。

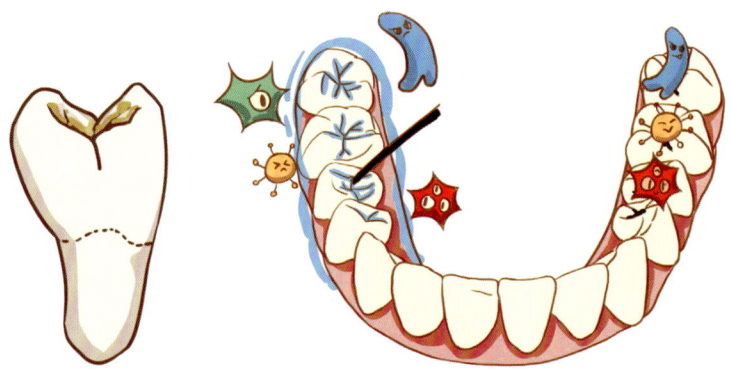

窝沟封闭示意图

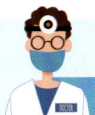 **Dr.R 答疑**

① **涂氟和含氟牙膏对孩子安全吗？**

　　人体摄入过量的氟会沉积在牙齿和骨骼上，导致牙齿和骨骼的发育异常。口腔科常用的氟保护漆有效成分为 5% 的氟化钠，具有高黏性，遇到唾液会固化黏附于牙齿表面，通过吞咽进入人体内的氟化物很少。一次全口乳牙涂氟的量约为 0.25ml（5.65mg 氟），替牙期全口涂氟的量约为 0.40ml（9.04mg 氟），全口恒牙约为 0.75ml（16.96mg 氟）。以氟化钠形态经口腔摄入的安全耐受剂量为 3~5mg/kg，因此全口涂氟的量远远低于人体的耐受剂量，不会导致氟摄入过量，是安全的。含氟牙膏中的氟浓度更低，但 6 岁以下的儿童在刷牙过程中可能会吞咽少量牙膏，所以小孩刷牙时应该有大人在旁边监督，防止误吞刷牙时产生的泡沫。美国儿童牙科学会在 2012 年对儿童含氟牙膏的用量给出了建议：左下图是 2 岁以内的儿童用量，牙膏约为米粒大小，使用前轻轻压入刷毛之间的间隙，右图是 2-5 岁的儿童用量，约为豌豆大小。

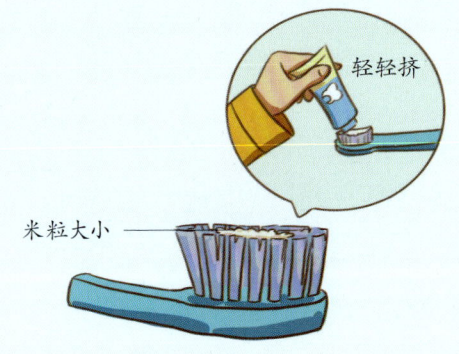
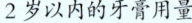
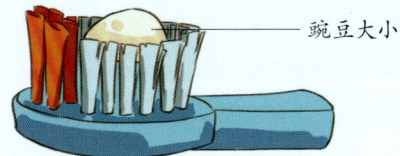

　2 岁以内的牙膏用量　　　　　2 岁~5 岁的牙膏用量

② **乳牙反正要换掉的，可以不治疗吗？**

　　还没到脱落期的乳牙必须及时治疗。乳牙龋坏严重时会在进食时出现疼痛，从而影响孩子的咀嚼功能；同时，乳门牙的龋坏会影响到小孩的美观和发音，在一定程度上对孩子的自信心和心理健康产生不利影响。乳牙龋坏如果处理得不及时，可能引发牙根尖周炎症，影响到乳牙下方的恒牙胚，最终导致恒牙的发育和萌出异常。还有，如果乳牙因为龋坏而过早拔除，还可能会导致恒牙萌出间隙不足，造成牙列拥挤等问题。

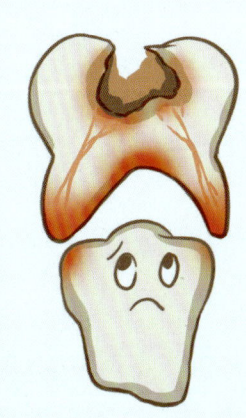

❸ 补牙前牙齿上只有一条黑缝，为什么医生把牙洞钻得那么大？

窝沟处的牙釉质厚度较薄，龋病可以快速进展到牙本质层，并在牙本质层快速向两侧扩展，形成一个底大口小的三角形缺损。因此，你看到的黑缝只是冰山一角。补牙时需要去除龋坏的牙体组织和上方没有支撑的薄弱釉质，所以你才会感觉牙洞变大了。

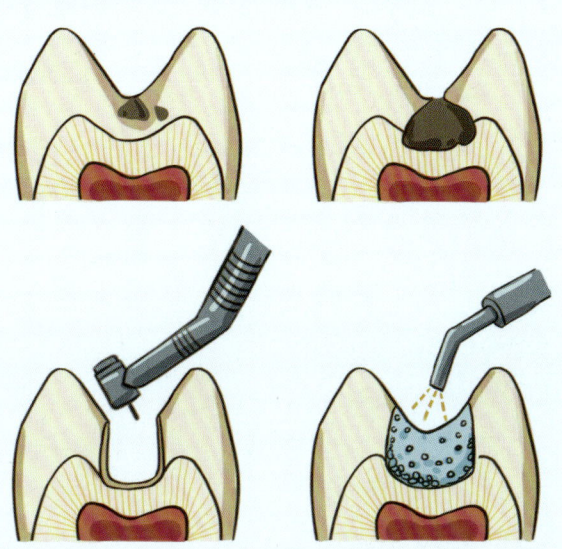

❹ 补完牙隐隐疼，是不是没有补好？

补牙后疼痛的现象大部分发生在中度或深度龋坏的牙齿中，在补牙过程中，钻针高速的切割和冷水冲洗的刺激，可能会激惹到牙髓神经。如果只是轻微不适，可以观察一段时间，疼痛逐渐缓解的话就无须处理；如果疼痛一直不能缓解，就需要再找补牙的医生检查后进一步处理。

❺ 做了窝沟封闭之后牙齿就不会龋坏了吗？

窝沟封闭是一种有效的预防措施，绝不是一劳永逸的"免龋金牌"。如果做完窝沟封闭之后不注意口腔卫生，牙菌斑同样会在牙面上野蛮生长，虽然咬合面的窝沟点隙处有封闭剂保护，但同样是龋病高发区的牙齿邻面却始终暴露在龋病的危险之中。况且，窝沟封闭剂有一定的概率松动脱落，此时龋菌便有了可乘之机。所以，千万别误以为做了窝沟封闭就不会有蛀牙了，做了窝沟封闭之后也要保持口腔卫生、定期复诊检查。

第二节 牙齿敏感

阿彬和阿明正在一起吃四川火锅，又辣又热。阿彬端起冰饮料仰头畅饮，打了个嗝，十分满足。阿明想喝冰饮料解辣，结果刚喝进嘴里牙齿却一阵酸痛，好难受，眼前的火锅顿时不香了。

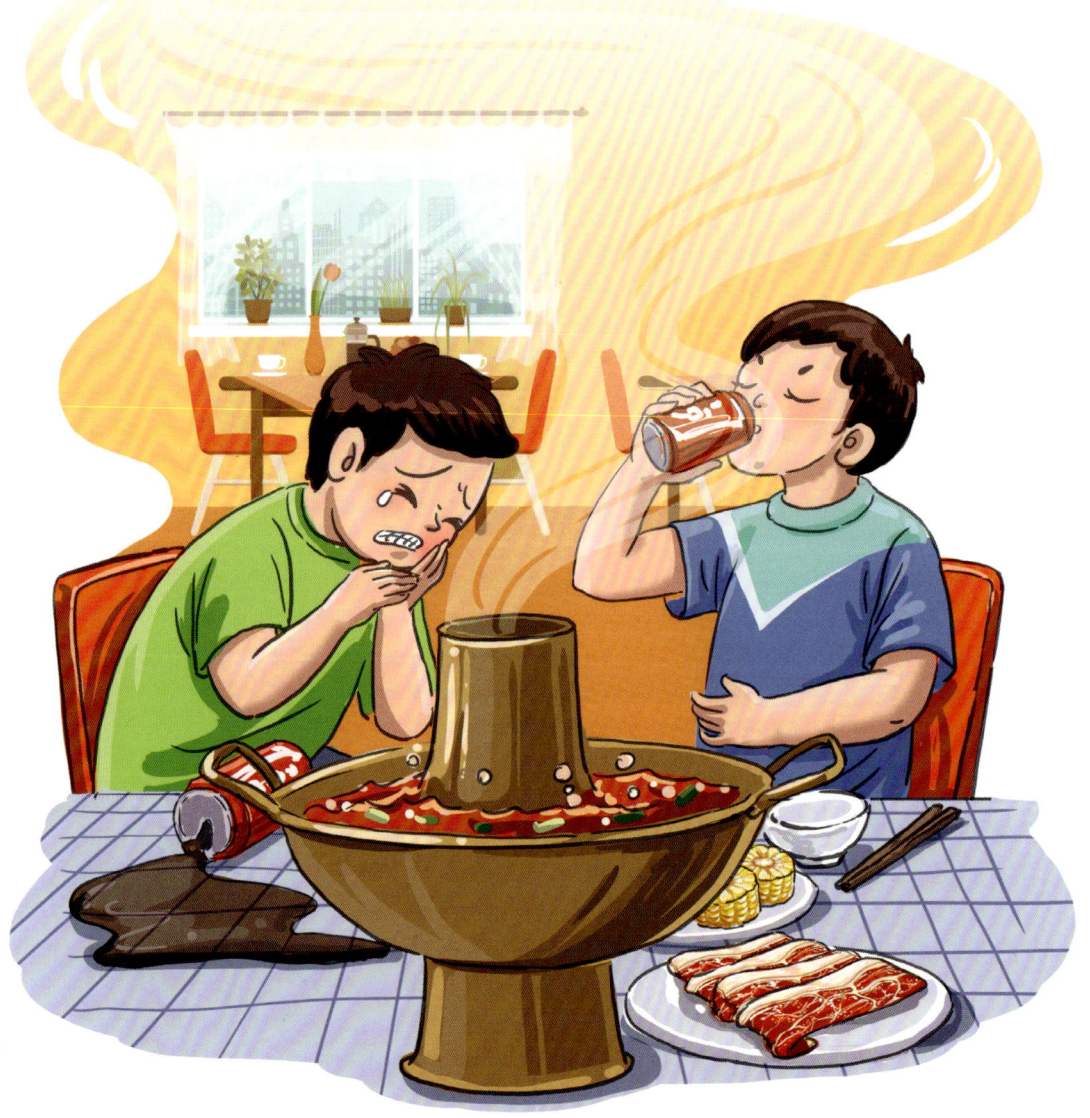

一、牙本质敏感的原因

相信日常生活中很多人都有过这样酸爽的体验,它可能来自清晨的热咖啡、夏天的冻柠茶甚至是冬日里张开嘴深吸的一口冷空气。温度刺激(冷热)、化学刺激(酸甜)和机械刺激(摩擦、搔刮)都可以引发这种尖锐的酸痛感,来得快去得也快,大多数情况下,其持续时间只有数秒。

牙齿对冷热刺激敏感其实是很多种不同口腔疾病的共同表现,它们的共同特点是牙本质外露。常见的原因有:

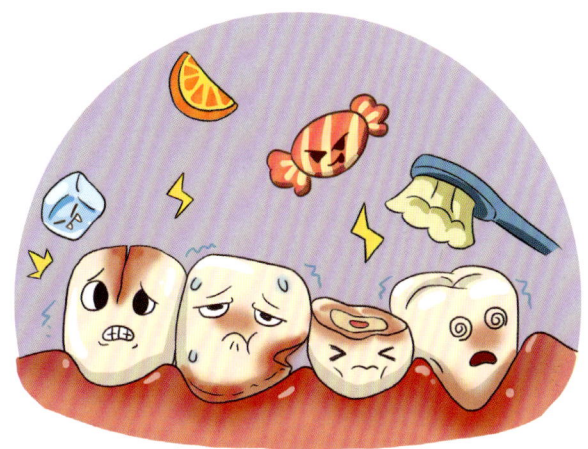

1 牙釉质被破坏

牙齿龋坏或严重磨损破坏了牙齿表面的牙釉质,暴露出深层的牙本质。

2 牙根暴露在口腔环境当中

牙根表面只有一层薄薄的牙骨质覆盖,不能像坚硬的牙釉质一样完全隔绝外界刺激。而且还有 5%~10% 的人牙釉质和牙骨质在牙颈部不相接触,一旦发生牙龈退缩,牙颈部的牙本质就可以直接接触到外界刺激,从而产生酸痛感。

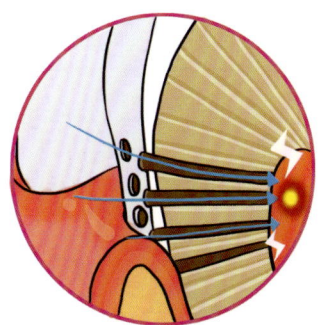 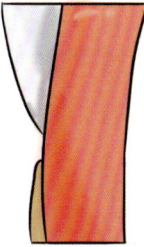 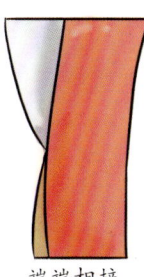 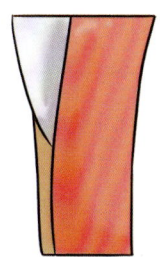

不相接触　　　端端相接　　　覆盖关系
5%~10% 的人　　30% 的人　　60%~65% 的人

❸ 牙隐裂

我们的牙齿并没有想象中那么无坚不摧，有人喜欢直接用牙啃坚果、咬蟹壳甚至开啤酒瓶盖，误以为这是一种"锻炼"牙齿的方式，实际上长期啃咬硬物会导致牙釉质产生细小的裂纹。这些裂纹给外界刺激提供了传入牙本质的通道，同样也会出现牙齿敏感的症状。

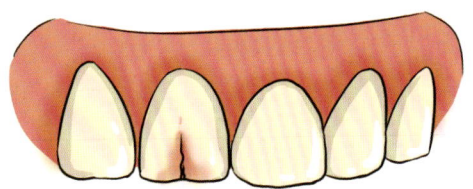

❹ 楔状缺损

所谓的楔状缺损，就是在薄弱的牙颈部刷出一条"V"型的沟槽，这些牙体缺损常常出现在位于口腔转角处的牙齿，位置靠近牙龈，早期阶段损耗的牙体组织较浅且没有明显症状，很难被发现。等到牙齿出现冷热刺激敏感的症状时，牙颈部通常已经形成了类似楔子形状的缺损，因此被命名为"楔状缺损"。

除了错误的横向大力刷牙习惯以外，楔状缺损的形成还与过大的咬合力有关。研究发现夜磨牙或习惯紧咬牙的人更容易发生楔状缺损。这是因为当承受过大的外力时，牙齿会产生微小的弯曲形变，而颊侧牙颈部正好是弯曲形变的应力集中区域。反复的外力作用会导致牙颈部薄弱的牙釉质产生应力疲劳而逐渐分解，从而暴露出下层的牙本质。

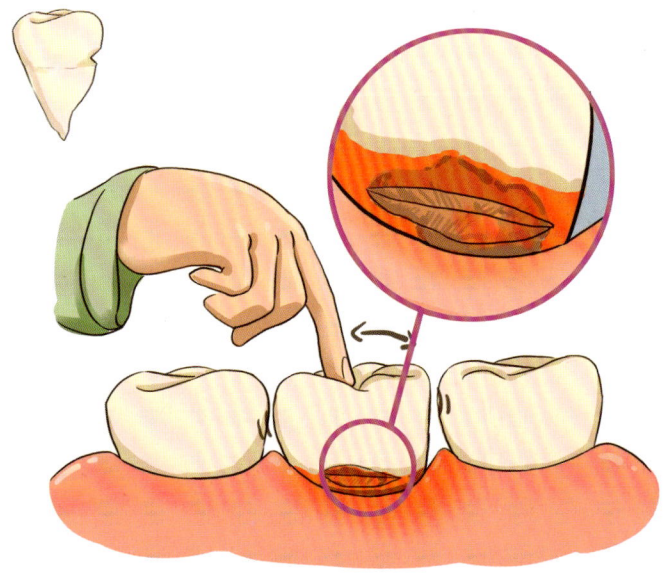

二、牙本质敏感的原理

这种酸爽的感觉到底是怎么产生的呢?导致牙本质敏感的生理机制尚存在争议,目前口腔医学界最普遍接受的是 Brannstrom 在 1964 年提出的流体动力学假说。

牙本质中有成千上万的微观管状结构——牙本质小管,从牙髓向外辐射状排列。这些直径为 0.5μm~2μm 的小管中有流动的液体,当受到外界刺激时,牙本质小管中的液体会朝着牙髓或相反方向流动,触发位于牙髓和牙本质交界处的感受器,从而引起短暂而尖锐的疼痛反应。

三、牙本质敏感的预防

① 养成正确的刷牙习惯

不能横向拉锯式刷牙,要使用巴氏刷牙法。日常使用刷毛较软的牙刷和摩擦系数低的含氟牙膏或抗敏感牙膏,刷牙时注意不能过度用力,减少刷牙造成的牙颈部釉质磨损和创伤性牙龈退缩。

② 少吃酸性食物和饮料

减少进食酸性食物和饮料(尤其是碳酸饮料)的频率,进食后及时用清水漱口,至少 1 小时后再刷牙。酸会让牙釉质脱矿、硬度降低,进食后立刻刷牙反而会导致牙齿的损耗。等待唾液充分发挥缓冲作用和再矿化作用之后再刷牙更有利于保护牙齿。

③ 尽量不吃过硬的食物

尽量不吃带壳的坚果、较硬的牛肉干、骨头等等，避免咀嚼硬物造成的牙齿磨损和隐裂。

④ 及时就医

当发现牙颈部有深而窄的楔状缺损时，要及时寻求牙医的帮助进行充填治疗。

⑤ 避免频繁、过度使用家庭牙齿美白产品

过氧化氢、过氧化脲等美白剂中含有少量弱酸，使用后会造成牙釉质轻度脱矿。虽然一般牙齿敏感的症状会在数天内自行缓解，但不推荐本就存在牙齿敏感症状的人频繁使用牙齿美白产品。

四、牙本质敏感的家居护理

使用抗敏感牙膏进行家居护理是轻度牙本质敏感最经济、有效的首选治疗方案。牙本质敏感的治疗原则是阻断牙本质小管中的液体流动和神经传导。市售的抗敏感牙膏中大多含有硝酸钾、乙酸锶、磷酸硅钠钙等有效成分。

硝酸钾抑制或降低神经传递疼痛信号的能力，从而减轻牙齿敏感的疼痛症状。锶离子可以代替流失的钙质，在暴露的牙本质小管中产生锶晶体沉淀，堵塞牙本质

小管，隔绝外界刺激的传入通道，发挥抗敏感作用。磷酸硅钠钙则是一种新型的生物活性材料，它的钙磷比最接近牙齿和骨骼的天然成分，可以将钠离子与唾液中的氢离子交换，局部提高唾液的 pH 值，释放出的钙和磷酸根以磷酸钙的形式沉积在牙本质小管中。磷酸钙结晶形成新的羟磷灰石修复层，可以覆盖暴露的牙本质表面并深入牙本质小管内。

刷牙前可以用手指将抗敏感牙膏抹在个别敏感症状较重的牙齿颈部，等待 3~5 分钟后再使用温水刷牙。抗敏感牙膏的效果会随着使用时间的延长而逐渐显现，牙齿敏感的症状消失后也可以继续使用。

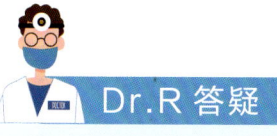

Dr.R 答疑

❶ 为什么洗完牙后我的牙齿那么敏感？是不是洗牙损伤了牙齿？

洗牙后牙齿敏感症状特别明显的人大多数都存在牙龈退缩，洗牙前牙龈肿胀，暴露的牙根表面被大量牙结石覆盖，阻断了外界的冷热刺激，把牙结石清洗干净后牙龈消肿，根面显露出来直面外界刺激，就会出现牙齿敏感的症状。洗牙的原理是靠超声的高频振动击碎牙石，洁牙的工作头没有任何切割能力，正规的洁牙并不会损伤牙面。

❷ 用抗敏感牙膏没效果怎么办？

家居护理只是治疗牙本质敏感的第一步，如果自行使用抗敏感牙膏不能得到改善，就应该去找牙医寻求专业的帮助。如果牙齿表面没有明显的缺损，可以先尝试药物脱敏治疗；如果牙齿有明显的楔状缺损或龋坏，则建议用补牙材料进行充填治疗；如果缺损较深，接近牙髓，还可能需要根管治疗；如果牙齿隐裂了，则可以视情况进行全冠修复；等等。总之，牙医会根据牙齿敏感的病因来选择最适合的治疗方案。

第三节 牙外伤

爱牙中学的篮球比赛进入了第四小节，双方比分非常接近。大熊接到了队友的传球，快速向对面组织进攻，一个胯下运球接一个背后变向晃开了对面的防守球员，准备投篮时却被急于防守的阿潇撞倒在地。大熊感到一阵剧痛，从嘴里吐了一截牙齿出来。

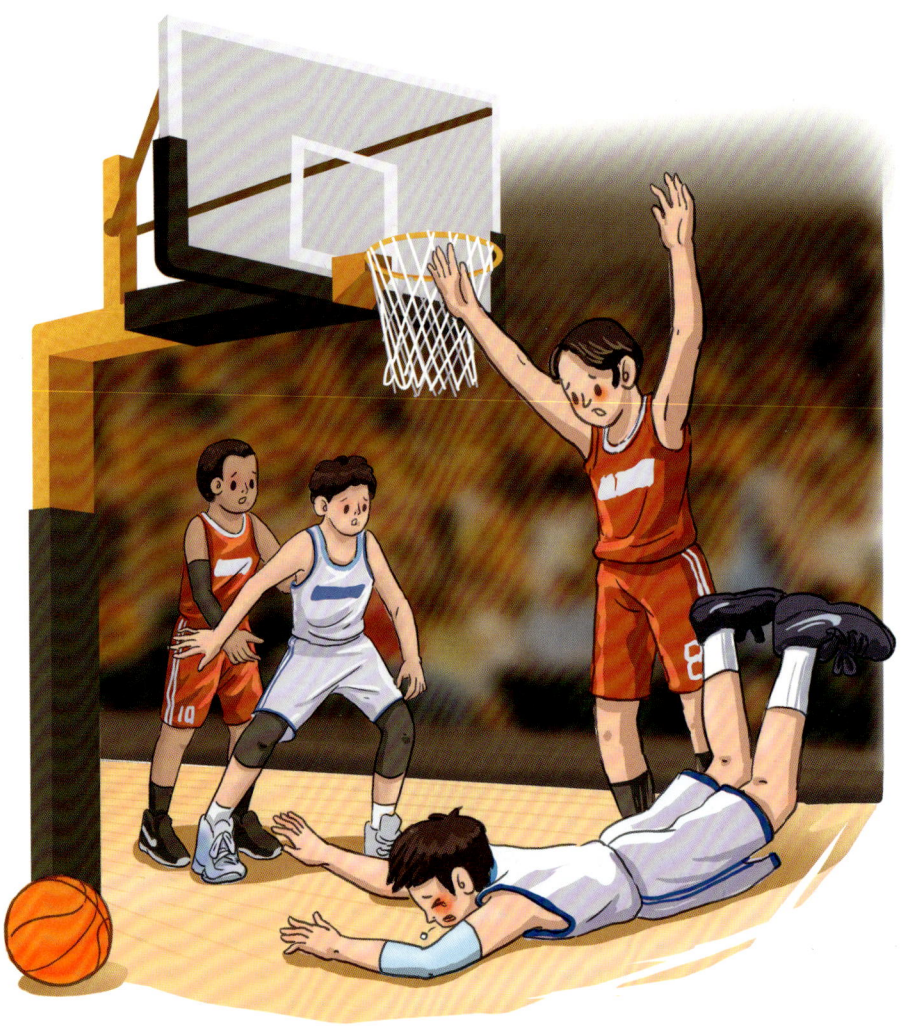

一、牙外伤的分类

小孩蹒跚学步的时候磕磕碰碰在所难免,若是家长粗心大意,孩子脸朝下摔一跤,不但会影响颜值,还会磕到牙齿。学龄期的儿童和青少年更加活泼好动,他们在户外玩耍、运动的时候更容易发生意外伤害,造成牙齿外伤。成年人把酒言欢之后走路不稳,再加上天黑路滑,一不小心摔倒之后就得满地找牙。

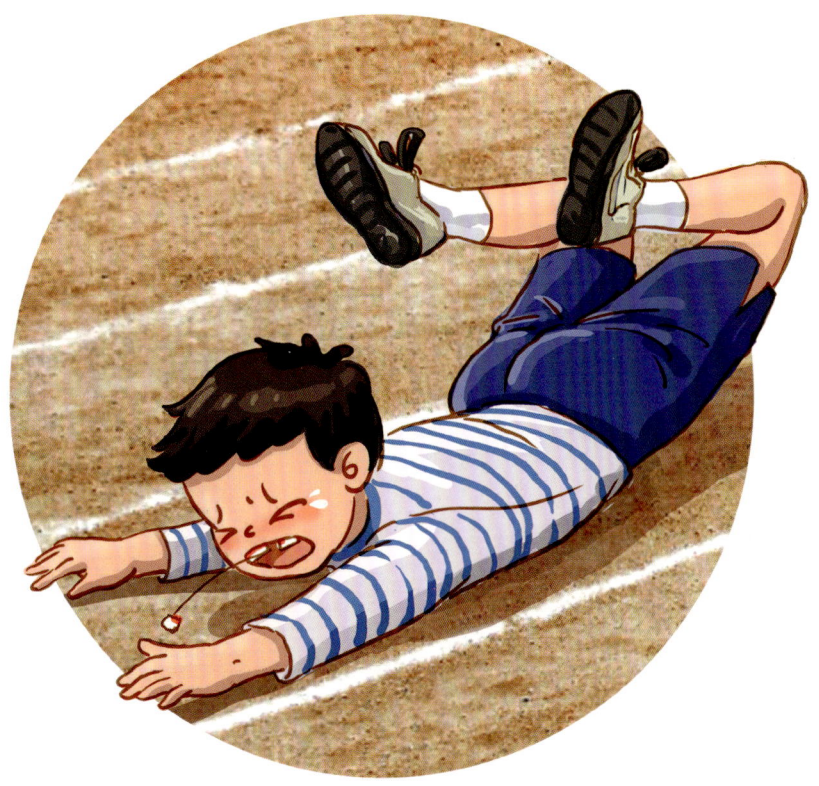

什么是牙外伤呢?牙外伤是指牙齿受到机械外力作用时发生的急性损伤,包括牙体硬组织、牙髓组织和牙周组织的损伤。种种意外导致的颌面部损伤常常伴有牙外伤,其中上前牙的外伤尤为多见,常见原因有:摔倒、交通意外、暴力冲突、对抗性体育运动中的激烈碰撞等等。根据牙外伤的严重程度可以大致分为牙震荡、牙折裂、牙脱位、牙全脱位四类。

① 牙震荡

只有轻度的牙周组织损伤,没有牙齿的缺损和移位,表现为牙齿的触痛、叩痛、冷热刺激敏感,牙齿无松动或松动度轻微增加。

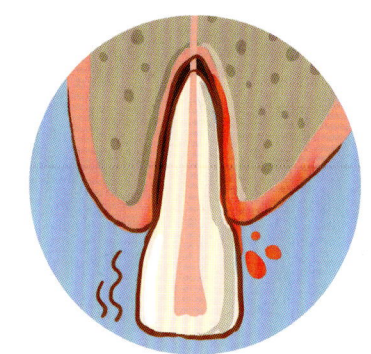

② 牙折裂

牙齿的完整性被破坏,部分牙体缺损。牙齿折裂的位置可能发生在牙冠也可能发生在牙根。根据牙齿折断的深度不同表现为不同程度的酸软疼痛症状。如果折断的位置深达牙髓,可以在折断面上看到一小块红色的区域,疼痛会更加剧烈。如果牙根折断,牙齿断裂的部分松动度通常会明显增加,且触痛、咬合痛明显。

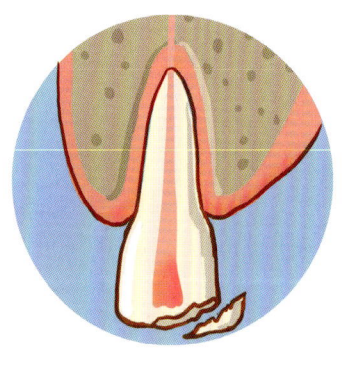

牙冠折断未露髓

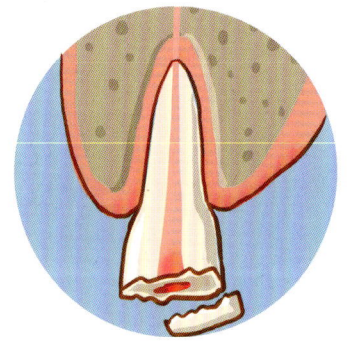

牙冠折断露髓

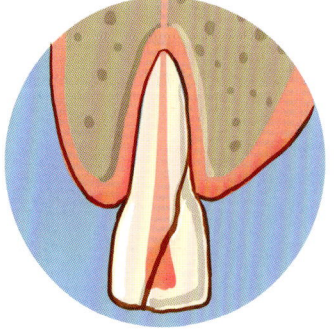

冠根折

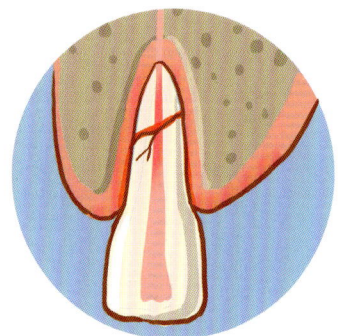

根折

❸ 牙脱位

牙周组织部分撕裂，牙齿的完整性不被破坏，但发生了位置改变。受伤的牙齿看起来变短了、变长了或者变歪了。根据牙齿移动的方向可以分为三种：嵌入性脱位、脱出性脱位和侧向脱位。

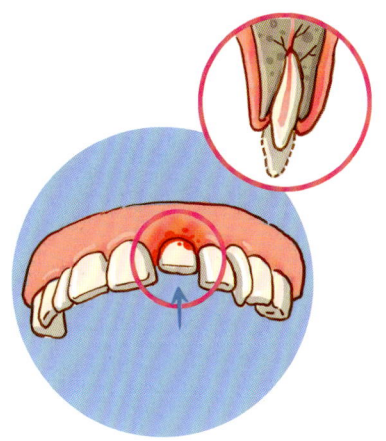

嵌入性脱位

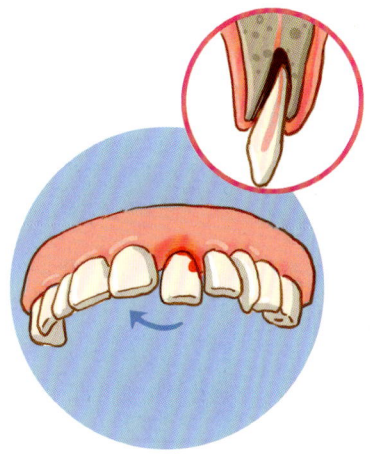

脱出性脱位

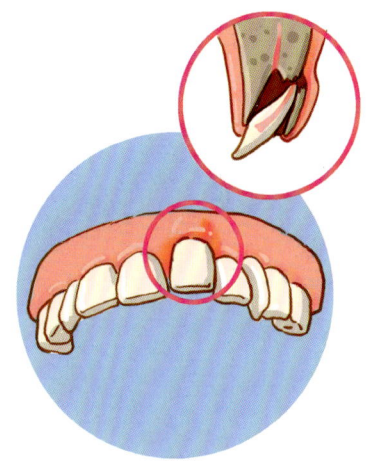

侧向脱位

❹ 牙全脱位

牙周组织断裂，牙齿与牙槽窝完全分离，脱出口腔。这是一种较为严重的牙外伤，可能伴有牙槽骨的骨折。

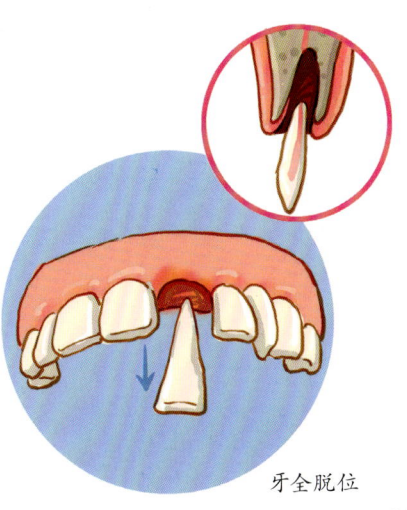

牙全脱位

二、牙外伤应急措施

牙外伤后，恰当的应急措施和及时就医治疗非常重要，直接关系到受伤牙齿的治疗效果。无论是否有明显的疼痛不适，发生牙外伤之后都应该及时地去医院做一次全面的检查。那在到达医院前，我们能做什么呢？

❶ 观察

摔伤牙齿后，应当注意观察伤者的精神状态，如果出现头晕、恶心、呕吐、神志不清、昏迷等症状，需要首先前往综合医院排查颅脑外伤，暂缓进行牙齿的治疗。

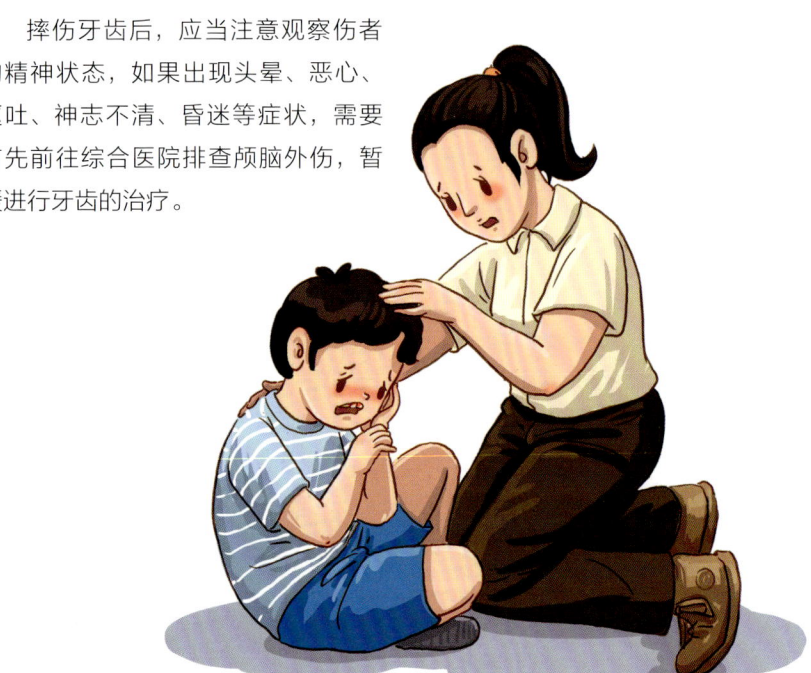

如果伤者是儿童，还需要判断受伤的牙齿是乳牙还是恒牙，乳牙与恒牙的处理方式不太一样。

判断方法：以门牙为例，即将脱离的乳牙牙根呈锯齿状，较短小，而恒牙的牙根粗壮、末端较圆钝。牙外伤较少涉及后牙区的恒牙，有时外力可将乳磨牙撞掉，脱落的乳磨牙牙根也呈锯齿状。

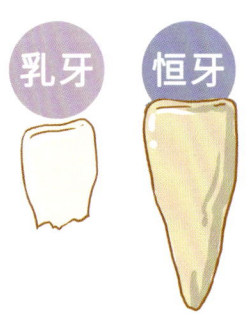

第一章 牙齿

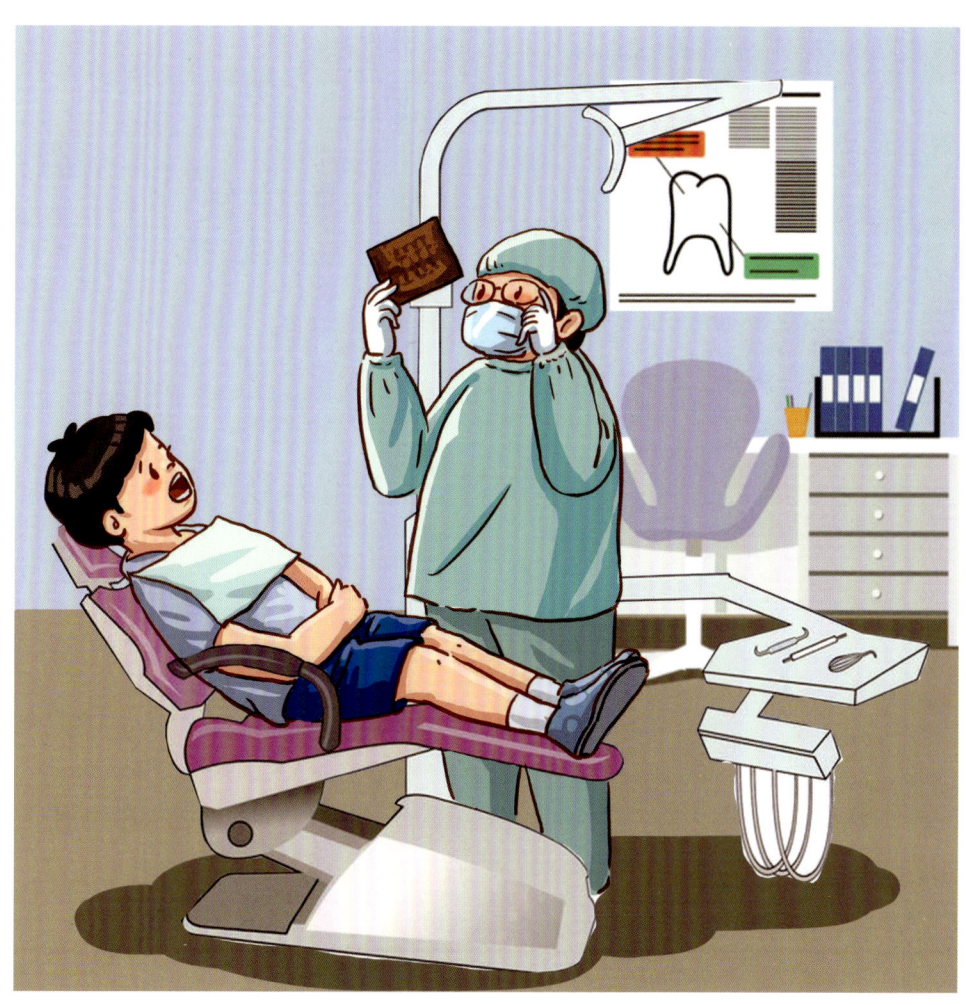

　　如果受伤的牙齿外观和位置看起来没有明显改变，也没有明显的牙齿松动、牙龈出血和疼痛感，一般属于轻微的牙震荡。这时也万不可抱有侥幸心理，也要赶紧去医院进行进一步检查。

❷ 处理

牙齿部分折断

　　乳牙：安抚孩子情绪，不需要将牙找回，带孩子及时就医即可。
　　恒牙：要尽可能找到断裂的牙片并妥善保存，到医院后交给医生，医生会根据具体情况选择不同的治疗方法，某些情况下可以将断裂的牙折片粘接回去，还可能获得较好的美观效果。

牙齿位置改变

乳牙：

（1）牙变长了。乳牙的牙根下面是恒牙的牙胚，为了防止损伤恒牙胚，不能自己尝试复位。

（2）牙变短了／牙变歪了。安抚孩子情绪，及时就医。

恒牙：

（1）牙变长了。可以先自己尝试一下，看能不能把牙齿按回原位。

（2）牙变短了／牙变歪了。无须自行处理，应及时就医。

牙齿脱落

乳牙：咬住干净的棉球止血，不需要找回脱落的乳牙，及时就医。

恒牙：迅速找到脱落的牙齿，不要碰到牙根，捏住白色的牙冠部分捡起来，用冷水短暂（不超过10秒钟）冲洗牙齿表面的尘土，不能用刷子清洗或用手揉搓牙根，也不能使用牙膏、肥皂等清洁剂。如果伤者配合的话，比照着旁边牙齿的样子尝试将牙齿放回牙槽窝，并用手指轻压固定。

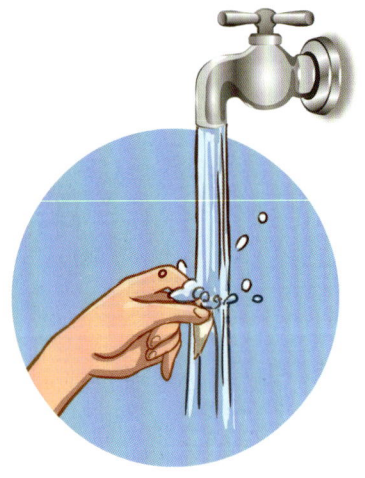
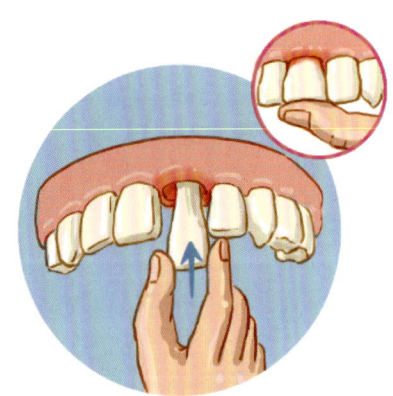

如果不能自行复位，可以将冲洗过的牙齿放在伤者的下排牙齿和脸颊之间含住。如果伤者年龄较小，为防止误吞误吸，可将牙齿保存在低温的生理盐水、牛奶、隐形眼镜护理液（不能用清水）里，及时就医。千万不能用纸巾、手帕、纱布等干燥物品包裹牙齿，干燥的环境会让牙根表面的牙周膜细胞坏死，影响牙齿复位后的愈合效果。

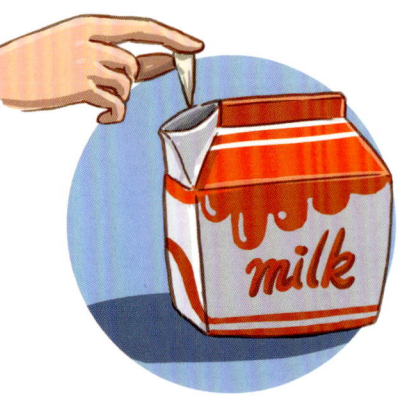

三、牙外伤的预防

① 防跌

日常生活中提高安全意识，穿防滑的鞋子，避免摔跤跌倒。大部分低龄儿童的牙外伤发生在家里。有学步期小孩的家庭，地板上不要放置容易绊倒小孩的物品，并用软垫包裹家具的尖锐边角，在楼梯间使用儿童门防止小孩从楼梯上意外跌落。

② 使用护具

参加速度较快或对抗性较强的体育运动时，建议佩戴头盔、运动护齿器等护具。护齿器最早用于拳击手的牙齿防护，后来逐渐应用于所有可能发生摔倒、头面部撞击或身体对抗的体育运动。护齿器由弹性塑胶材料制成，可以缓冲分散撞击力，在保护牙齿的同时还能防止外力撞击咬伤舌头和脸颊。预成型的成品护齿器无法完全贴合牙齿，佩戴舒适度较差。热爱运动的你可以找牙医按照你的牙齿模型定制一副护齿器，增加舒适度。

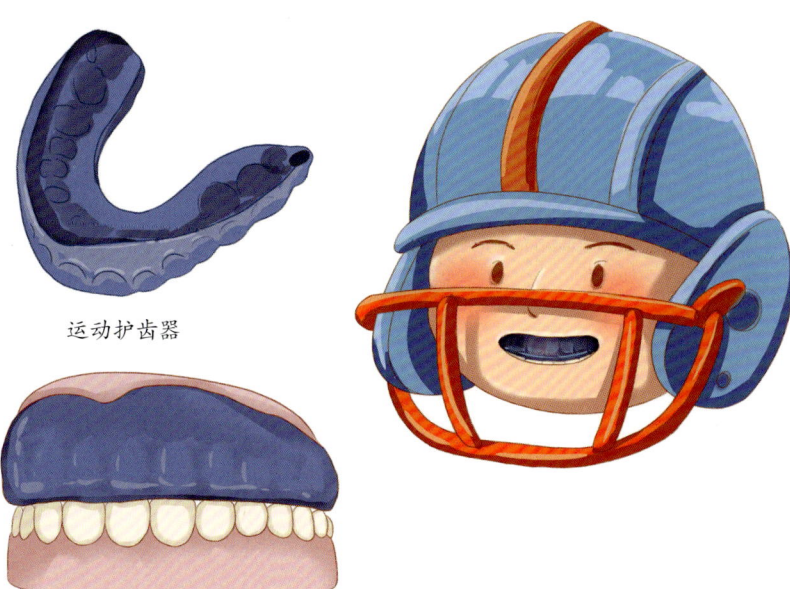

运动护齿器

③ 正畸

前排牙齿突出（"哨牙"）明显的孩子、"龅牙"更容易在外力作用下受伤，正畸治疗在排齐牙齿的同时，还能降低牙外伤的风险和程度。

Dr.R 答疑

① 脱落的牙齿多长时间内复位最好？

从牙齿脱落到再植的时间越短越好，5分钟内是牙再植的最佳时机，可以获得理想的再植效果。体外干燥保存时间延长至8~20分钟，仍可以获得比较良好的再植效果。体外干燥保存时间为20~60分钟时，就很难获得良好的再植效果了，再植后牙根不能被视为异常组织结构被免疫系统识别和清除。体外干燥保存时间大于60分钟的话，牙根表面的牙周膜细胞就会全部坏死，就算能植回去，牙根的吸收也不可避免，此时的治疗效果最差。

② 受过外伤的牙齿颜色为什么变灰了？

牙齿外伤可能导致牙髓的损伤甚至坏死。牙髓血管在外力作用下破裂出血，伴随破裂的红细胞释放出的血红蛋白和血色素衍生物渗透进牙本质小管，导致牙齿变色，受伤的前几天牙冠呈淡粉色。一段时间之后，红细胞分解产生硫酸亚铁，逐渐导致牙齿呈现出暗淡的棕黄色。外伤导致的牙髓坏死是一个缓慢的过程，所以即使外伤后自己觉得不严重，也要到医院就诊检查，并在接下来的几个月时间内自行观察牙齿是否有颜色改变，发现问题要及时就医。

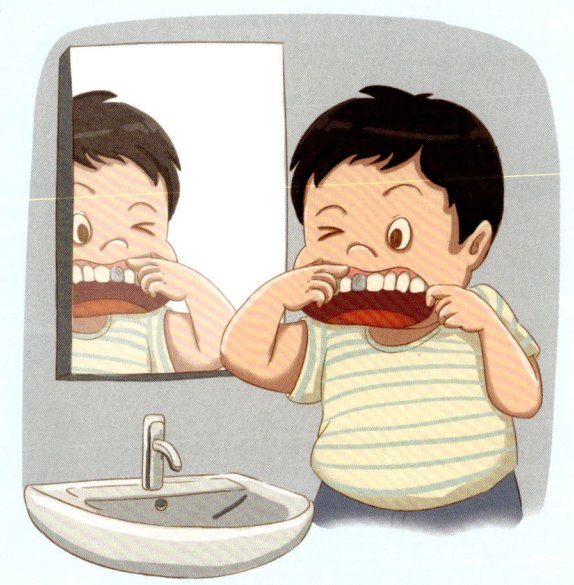

③ 脱落的牙齿复位后需要注意什么？

复位后前两周尽量吃软一点的食物，减少由于咬合力对牙齿的不良刺激。此时要注意用软毛牙刷轻轻刷受伤的牙，切记要保持口腔卫生。很多人怕疼就不敢刷那颗牙，牙龈因此发炎红肿，反而会影响愈合。复位后7~10天回医院复诊，检查牙髓的活力，医生会根据具体情况决定是否需要根管治疗。复位2~4周后还要再次复诊检查牙齿的松动度，如果牙根已经长稳了，医生会酌情将牙齿上的固定装置去除。

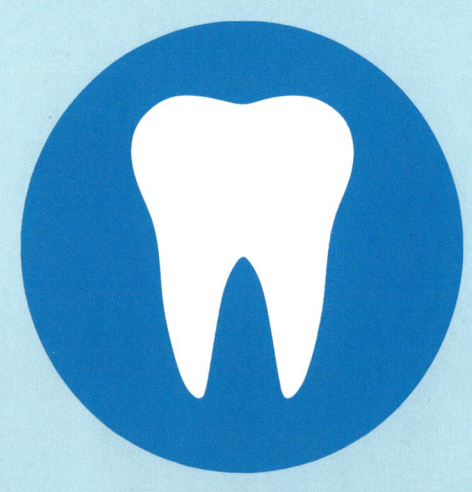

第二章 牙龈及口腔其他软组织

第一节 牙龈炎

晚上十点的办公室中，因为连续加班而疲惫不已的职员小金打开了刚刚送到的外卖，狼吞虎咽地吃了起来。排骨正啃得尽兴时，口腔里袭来的血腥味和牙龈隐隐的胀痛感让小金的食欲消失得无影无踪。小金拿起镜子照了照，牙龈出血了！血沿着牙齿边缘蔓延，染红了牙缝，把他吓了一跳。

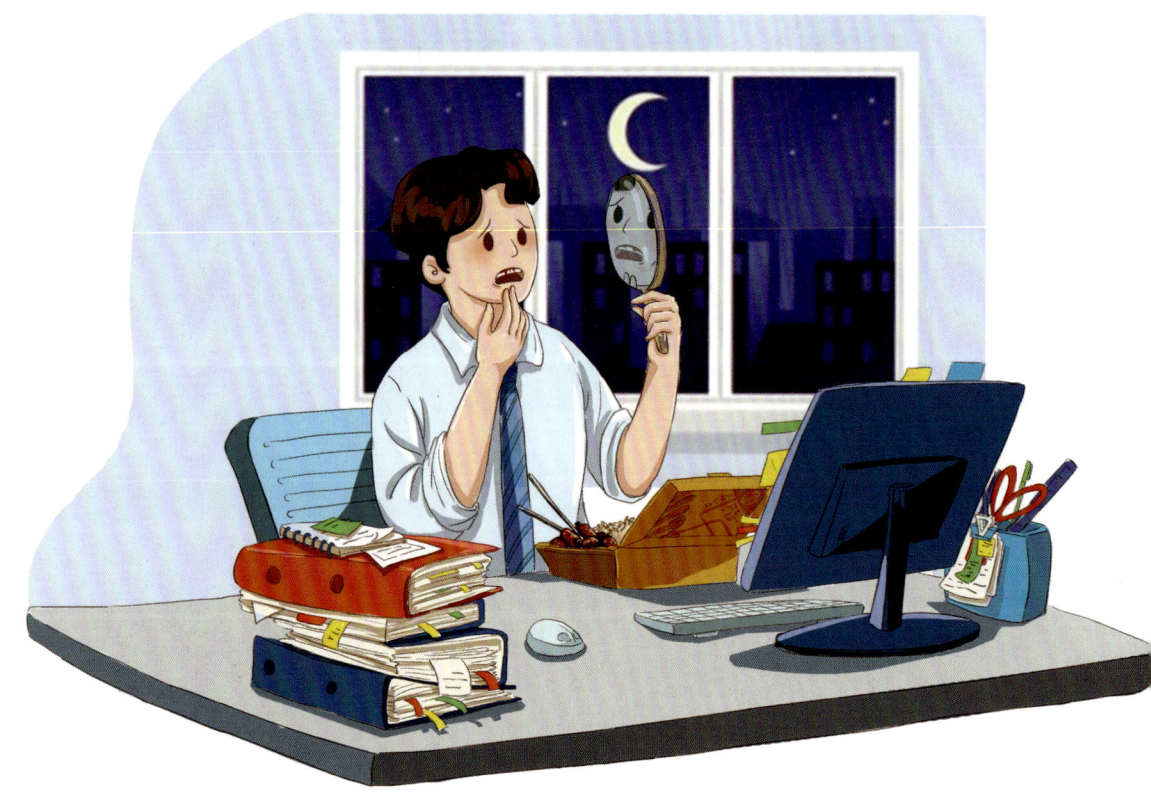

慢性牙龈炎

慢性牙龈炎是口腔中最常见的软组织疾病之一,在人群中有很高的发病率。我们在孩童时期,就有患牙龈炎的可能。例如,牙龈在不经意间出血、牙龈肿痛、牙龈看起来不再贴合着牙齿、牙龈颜色变得鲜红或暗红,口腔散发出难闻的异味,这些都是牙龈炎症发出的预警信号。

一、导致慢性牙龈炎的原因

口腔有着适宜细菌生长的湿度和温度,是大量细菌微生物繁殖的场所。在牙齿表面、舌头、咽喉和面颊部黏膜上也存在着繁杂的微生物群落。这些肉眼看不见的细菌与口腔共同形成了错综复杂的生态微环境。正常情况下,不同的细菌群落之间彼此制约,以一定的比例与数量协调生长,并与人类和平共处。然而,一旦其中的某些细菌爆发增长,或宿主失去了抵抗"坏细菌"入侵的能力,就会引起一些口腔疾病,这其中就包括了牙龈炎、牙周炎和龋病。

但与龋病不同的是,牙龈炎特异性的致病菌主要为牙龈卟啉单胞菌、伴放线放线杆菌、福赛坦氏菌等。这些细菌聚集黏附于牙齿表面,

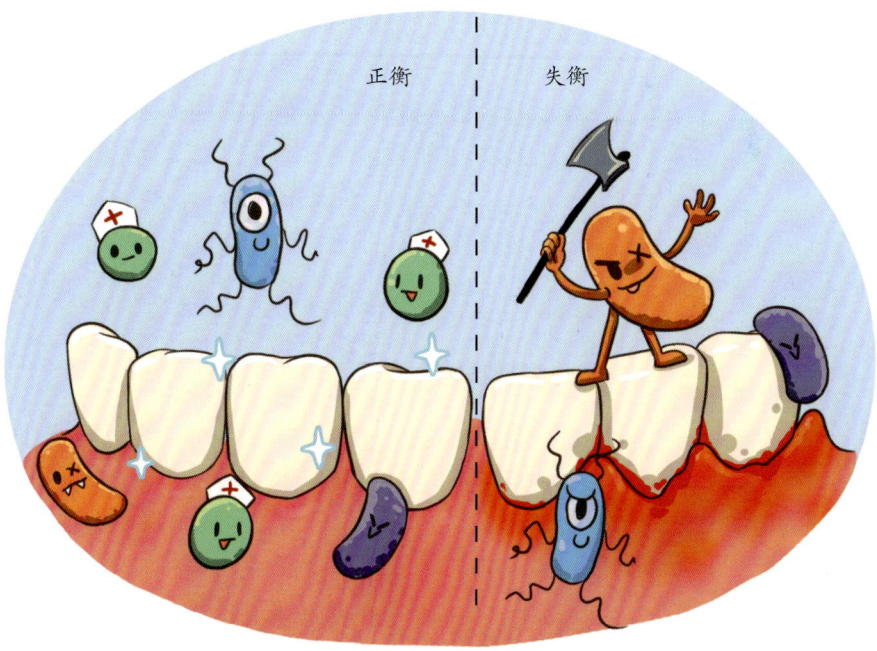

形成不能被水冲散的细菌斑块，称为牙菌斑。牙菌斑不仅是龋病的罪魁祸首，也是牙龈炎症的始动因子。如果口腔清洁工作不到位的话，牙菌斑就会越积越多，久而久之便会矿化变硬，形成牙结石堆积在牙面上，引发慢性牙龈炎。

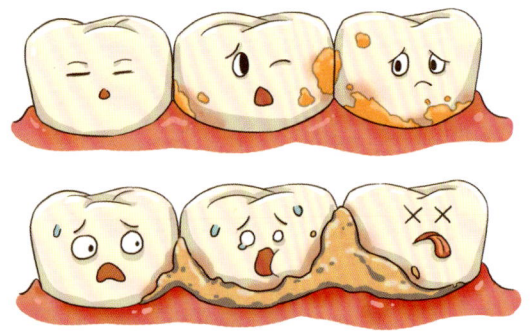

二、牙周组织解剖结构

张口看看我们的牙齿，首先你能看见的是口腔中的白色牙冠。如果牙冠是头，好奇地露出口腔，那么牙龈是牙齿穿着粉色的外衣，牙冠下方还有长长的牙根埋在牙槽骨里。在牙龈没有退缩的正常情况下，牙龈边缘包绕的牙齿红白相接的位置，叫牙颈部。而牙根并不是与骨直接硬碰硬地刚性相连，牙根周围包裹着许多胶原纤维束构成的牙周膜，将牙根悬吊在牙槽骨内，能对受力的牙齿起到缓冲保护的作用。

牙龈的边缘并非和牙齿紧紧相贴在一起，这样一来，牙龈边缘与牙齿之间形成了潜在的间隙，学名叫龈沟。龈沟像避风港一样，补给各种电解质、蛋白质、葡萄糖和酶，还存留细菌的营养物质，保护细菌不受外界唾液冲刷和咀嚼摩擦。

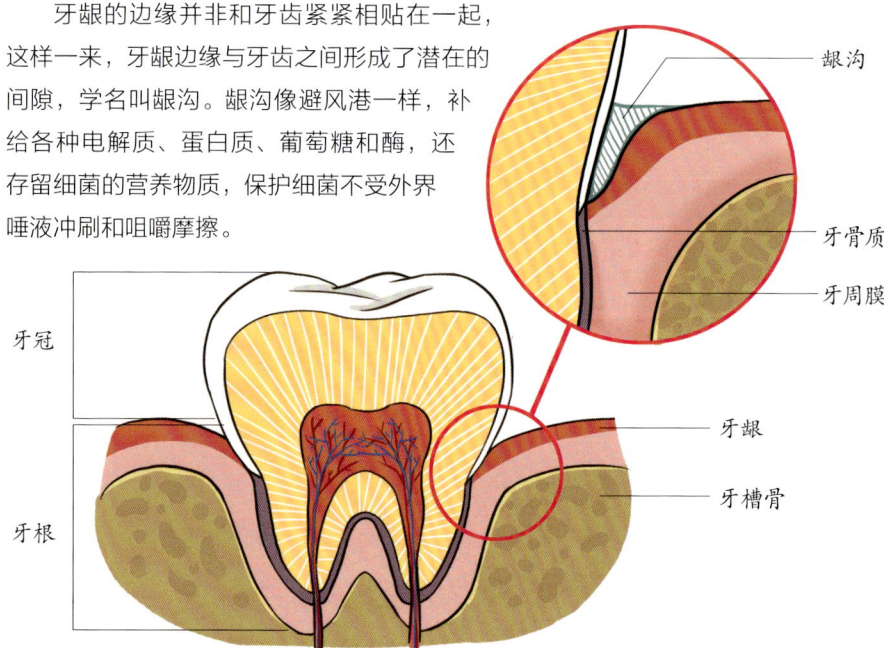

三、健康牙龈与炎症牙龈的区别

健康的牙龈质地坚韧致密，呈粉红色，边缘如同波浪的扇贝状紧贴牙齿，牙与牙的间隙是牙龈较高的部分，被称为牙龈乳头。我们肉眼所见到红白交界的地方，恰恰是牙菌斑及软垢最常堆积的部位。那么，牙龈炎发生时，我们的牙龈会有怎样的变化呢？

① 出血

你是否曾经在晨起刷牙或咬硬物时发现牙龈出血？这是牙龈炎最常见的表现。因为此时牙龈中的毛细血管扩张充血，变得十分脆弱，轻微的刺激便会导致血液渗出。而牙龈原本就有丰富的血管，出血时混合着唾液，看起来出血量多，令人很害怕，不敢清洁。

② 颜色

炎症导致牙龈中的毛细血管扩张、充血，牙龈会呈现鲜红或暗红色。

③ 形状

患有慢性炎症时，牙龈肿胀肥厚，边缘圆钝，而牙龈乳头也肿胀成小球状。随着炎症加重，牙龈肿胀程度及范围逐渐扩大，甚至覆盖部分牙冠，让你感觉到牙齿白色部分变短。在牙龈发炎时，牙龈不再紧贴牙齿，龈沟也随之加深，更不利于清洁。

④ 质地

由于组织中的纤维结构受到炎症破坏，发炎的牙龈松软而缺乏弹性。值得注意的是，某些情况下，牙龈质地变得坚韧，甚至表现出苍白色的纤维性增生，这种异常质地的改变，也属于牙龈炎症的表现。

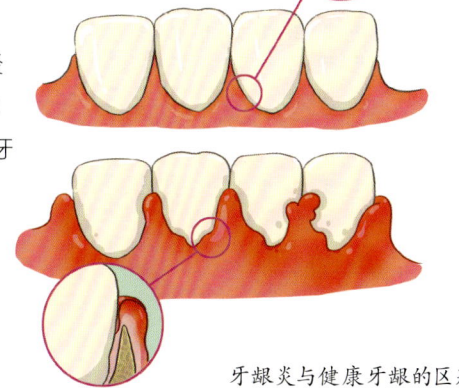

牙龈炎与健康牙龈的区别

四、慢性牙龈炎的治疗

如果牙龈出现以上表现，就该考虑自己是否有牙龈炎了。此时应该及时就诊，加强自我清洁，并且排除全身疾病的原因，积极控制。

❶ 菌斑控制

牙菌斑是细菌的团块，在牙齿表面不断地堆积，因此我们也需要锲而不舍地终生与牙菌斑斗争，一旦出现，及时消灭它。常用的菌斑控制方法有：剔牙、刷牙和漱口，大家一定不陌生。别小看这些日常动作，这对于口腔卫生的维持至关重要。下面我们一起来了解和学习下去除牙菌斑的方法：

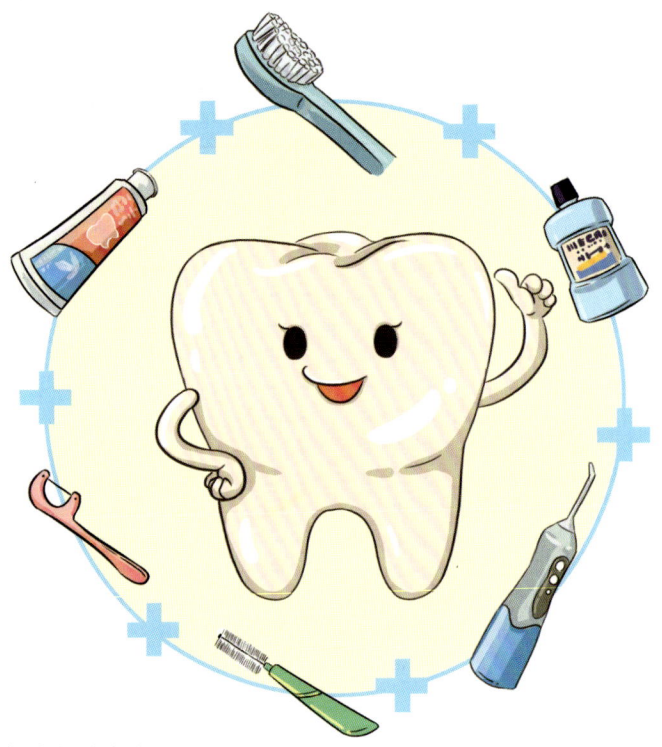

（1）机械方法

很多人尚没有意识到，刷牙这个日常动作竟是控制菌斑最有效的手段，但是大部分人都没有掌握正确的刷牙方法。口腔医生在本书的第五章会为大家详细地介绍刷牙方法和细节，刷牙可有效地清除牙龈沟和牙面上的牙菌斑。此外，市面上还有牙线、牙缝刷等辅助清洁产品，用于清洁牙齿与牙齿相接触的邻面。有些人因为害怕牙龈出血，刷牙时特意避开清理出血的牙龈处，甚至使用止血牙膏，这不但不利于牙龈消炎，反而耽误病情的及时治疗。

（2）化学方法

现如今市场上有各类漱口水售卖，其中的主要成分是抗菌制剂和活性酶等，可维持口腔里的抗菌状态，对于菌斑形成有一定抑制作用。但在此提示，千万不要用漱口水代替刷牙，如果我们长期使用漱口水，可能会导致口腔菌群失调、干扰舌头味觉，口腔菌斑控制还是要靠机械方法。

❷ 洁刮治术

牙菌斑在牙面上滞留的时间过长，唾液中矿物盐使之沉积而逐渐矿化成牙结石。牙结石很坚硬，无法通过日常刷牙清除掉，只能在牙医的帮助下，使用超声波治疗机将它震碎后去除，更深层的牙结石则需手用器械的辅助来刮除。除了牙结石之外，超声波治疗机还可以清除牙面色素、烟斑。超声波治疗根据牙齿周围组织的情况，有不同的治疗深度，我们最熟悉的"洗牙"就是超声波洁牙，它是一种最基础的牙周治疗。它通过清除牙面上的菌斑、牙结石和色素，辅以抛光、冲洗药水，为牙龈组织恢复健康提供了洁净的环境，约1周左右，我们红肿出血的牙龈便可以有立竿见影的效果。

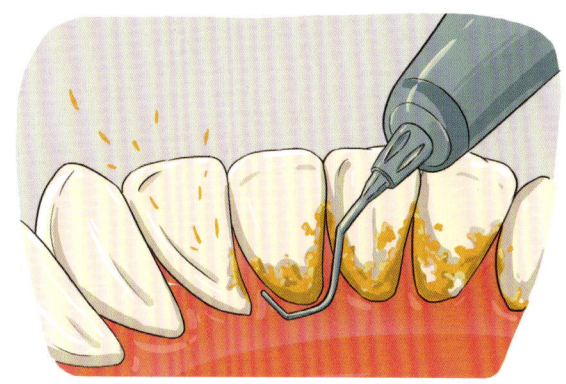

青春期牙龈炎

致病细菌是引起牙龈炎的必要因素，而人体的性激素也会影响着牙龈抵抗病菌的能力。我们平时谈到的青春期牙龈炎，就是在生长发育时期，性激素充当了"帮凶"，和致病细菌一起导致了牙龈炎症加重的一种疾病。青春期牙龈炎男女皆可发病，女生比男生的发生率更高。

青春期是人体生长发育的特殊阶段，我们体内性激素水平发生了剧烈的变化。此时我们飞快地长个子，恒牙也在力争上游地萌出，口腔里乳牙与恒牙的替换渐渐达到稳定状态，同时你也会发现，此时周围一些同学戴上了矫治器，牙齿上粘着一个一个小小的"豆腐块"串着钢丝。以上这些复杂的因素都加大了口腔卫生维护的难度，加上许多同学早起上学来不及认真刷牙，晚上睡前刷牙也马虎，使得青少年成为牙龈炎症的高发群体。

受到体内激素的影响，牙龈组织对于牙菌斑刺激所引起的炎症反应，要比其他时候更为严重。即使只有少量牙菌斑和牙结石，也可能

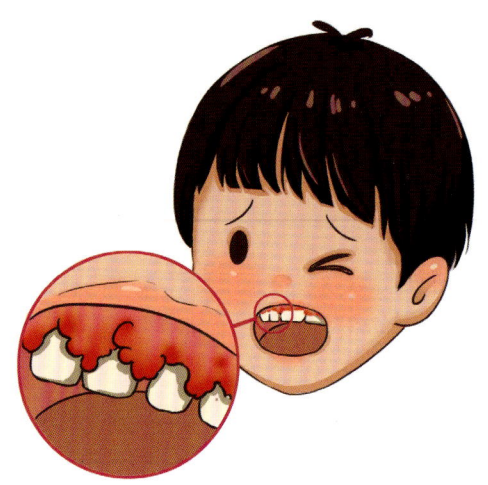

使牙龈出现严重的充血水肿。此时松软肥大的牙龈极为脆弱，在刷牙和进食时很容易出血，并且也容易复发。有人认为青春期牙龈炎和青春痘一样，等青春期过后就会自然消退，事实上，原有的炎症在青春期过后确实会有一定程度的减轻，但并不能完全消失，良好的口腔卫生习惯才是防治青春期牙龈炎的关键，特别是处于牙齿矫正期的同学们，那些牙面上的金属配件会增加口腔清洁的难度，因此，要在进行正畸治疗前就掌握正确的刷牙方法，并学会使用专门的口腔清洁工具及时清除牙缝的食物残渣，否则在矫牙完成后，拆掉牙齿上托槽的那一刻，会发现牙齿出现了严重的脱矿、龋坏，甚至还可能会产生牙龈增生肥大、牙齿松动和牙龈退缩等不良后果，那就为时已晚了。

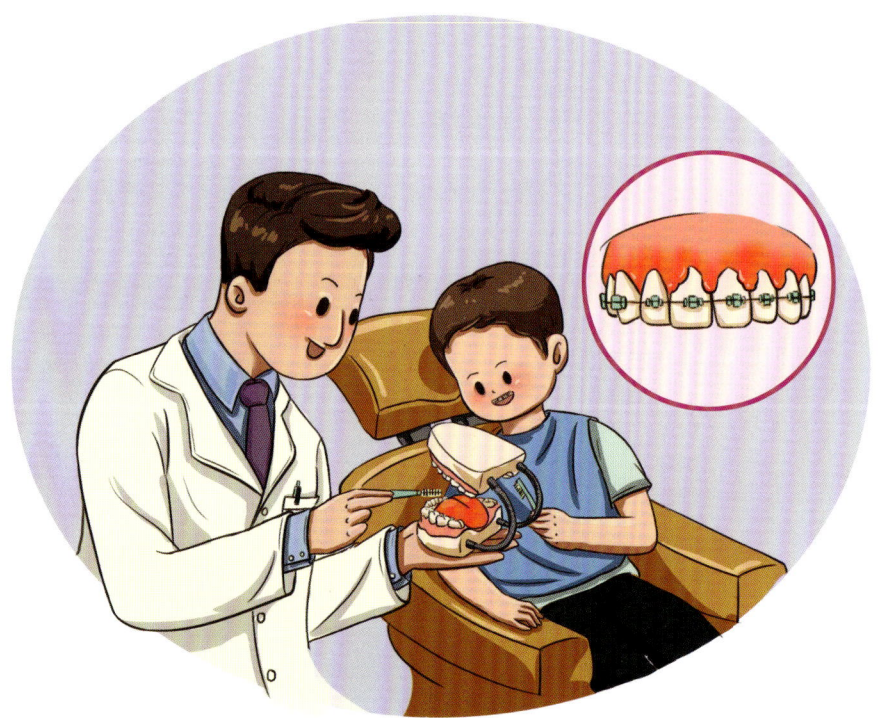

第二章 牙龈及口腔其他软组织

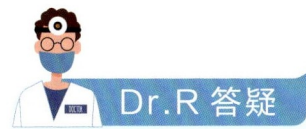
Dr.R 答疑

① 牙龈肿痛出血是上火的表现吗？喝凉茶能缓解吗？

大多数牙龈肿痛是由于牙龈存在慢性炎症。牙龈下方的牙菌斑、牙结石，或者局部机械刺激、食物滞留等因素长期存在，导致牙龈出血和肿胀疼痛。此外，长智齿、牙髓坏死导致的根尖周炎（牙根底部炎症）在炎症迅猛发展时，也会累及牙龈，产生肿胀和触痛等情况。凉茶不是万能的，更不能解决根本问题。因此，当牙龈出现肿痛的情况时，一定要去专业的口腔医疗机构就诊，而不要一味地依赖凉茶解决，以免错过最佳的治疗时机。

② 市面上那么多种牙膏，对刷牙效果有影响吗？

牙膏在刷牙过程中最重要的作用，是通过其中添加的摩擦剂来增强刷牙时的摩擦力，辅助牙刷清除牙面上附着的食物残渣、牙菌斑和软垢。现如今市面上让人眼花缭乱的牙膏品种，也无外乎是在基础配方中添加了其他成分，而摇身一变成为功效牙膏。很多人期望通过使用美白牙膏来获得广告中钻石般闪耀的牙齿，这样的要求是不切实际的，牙膏并不能改变牙齿的颜色。因此，在选择合适的牙刷、学会高效的刷牙方法的基础上，辅以功效牙膏是可取的，但牙膏本身并不能决定口腔清洁效果。

③ 每天做到认真刷牙，还需要洗牙吗？

事实上，每天认真刷牙就像日常家庭保洁，但抽油烟机、空调的清洗，还有些卫生死角，则需要专业人士大扫除进行全面而深层的清洁。洗牙也是一样，在牙缝和靠近牙龈的位置，难免残留着食物残渣、牙菌斑以及牙结石。一旦形成了牙结石，无论是手动牙刷，还是电动牙刷，都已无法将牙结石去除。这时，专业的超声洁治器械可谓是核武器般的存在，通过超声作用将细菌的大楼夷为平地。

一般情况下，我们推荐牙周健康的人一年进行一次洗牙治疗，而口腔卫生不良或爱抽烟的人，则需要适当提高来医院接受专业清洁的频率。

第二节 慢性牙周炎

王叔是二十几年的老烟民了，一直戒不掉一天一包烟的习惯。同事常常因为他难闻的口气和牙上黑漆漆的烟斑而不愿与他接近，但王叔却不以为然。直到今年，他越来越觉得吃饭时自己的牙齿使不上劲，不敢嚼肉也不敢吃菜，就算是美味佳肴也无法让他体会到吃货的乐趣了。王叔用手指摇了摇自己的牙，哎？怎么有好几颗牙齿都是松动的？

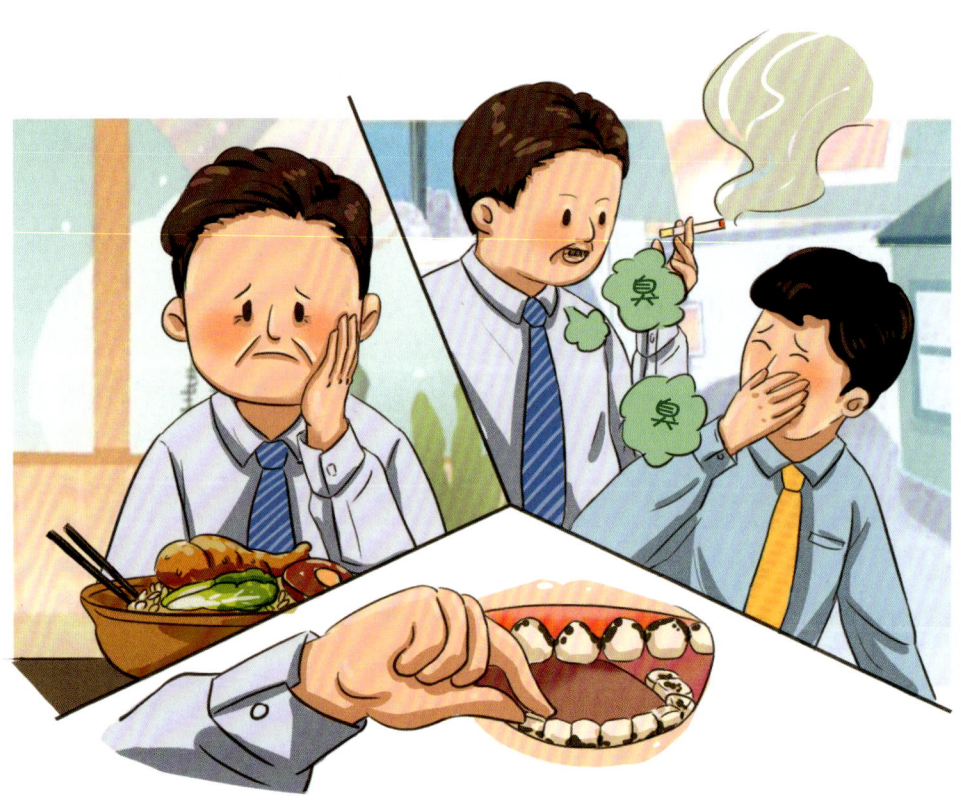

一、牙周炎的促进因素

许多长辈常常抱怨自己牙口不好，牙齿使不上劲，吃东西都不香了，甚至年纪更长一些的爷爷奶奶们因为牙齿松动脱落认为自己是"老掉牙"，产生了自暴自弃的想法。其实，人老并不一定会掉牙，牙齿的脱落是由于牙齿周围的支持组织在长期炎症刺激的状态下逐渐被破坏和侵蚀，最终导致了牙齿的松动和脱落，这个过程就是医生所说的牙周炎。医生常常用树周围水土流失的例子，来向患者解释牙周炎的发病进展过程。

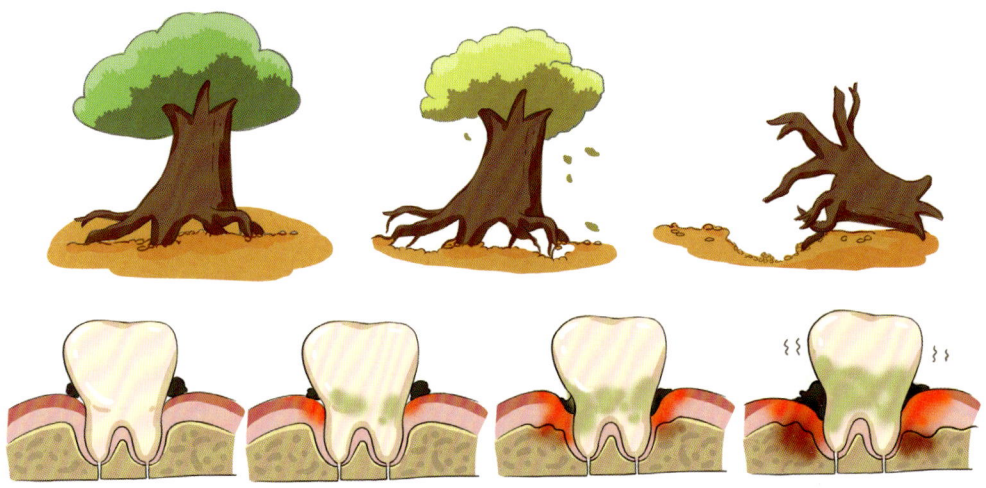

和慢性牙龈炎一样，菌斑微生物也是引起牙周炎的最主要因素。在慢性牙龈炎中，如果早期及时将牙齿与牙龈交界区域的牙菌斑和牙结石去除，做好菌斑控制，牙龈便可在较短的时间内恢复健康。然而，如果牙龈炎症得不到重视和治疗，病变就会向深部继续发展，破坏牙槽骨和牙周膜，让我们的牙齿失去立足之本。一旦牙槽骨被破坏，牙龈炎就发展成为牙周炎了，牙龈炎将作为牙周炎的一种临床症状存在。因此，可以将慢性牙龈炎和慢性牙周炎理解为一种牙周组织疾病状态的两个阶段。

一般情况下，牙周炎是从牙龈炎进展而来。当处于牙龈炎的状态时，如果人们仍然忽视口腔清洁，低估牙菌斑和牙结石的危害，延误对牙龈炎的治疗，牙周炎就会进展迅速。到这里你也许会说，某某睡前从来不刷牙，或者某某一辈子没看过牙科医生，却没有什么口腔问题。

的确，我们会发现极少数口腔卫生不良的人，尽管口内附着大量牙结石，但牙齿周围的组织仅仅只有很轻微的破坏；而我们也发现这样一种现象，有一些患者虽然口腔卫生看似还算合格，但其牙齿的松动、牙根暴露的程度已经非常严重。这都是因为不同个体对细菌、毒素的反应不同，这种情况可能与我们基因遗传易感性关系密切。例如，有些人天生对很多物质容易发生过敏反应，表现为严重的皮肤瘙痒或打喷嚏，而也有人在粉尘中安然无恙。此外，吸烟、糖尿病、精神压力、睡眠不规律、免疫力低等后天及环境因素，都与牙周炎的发展紧密相关。

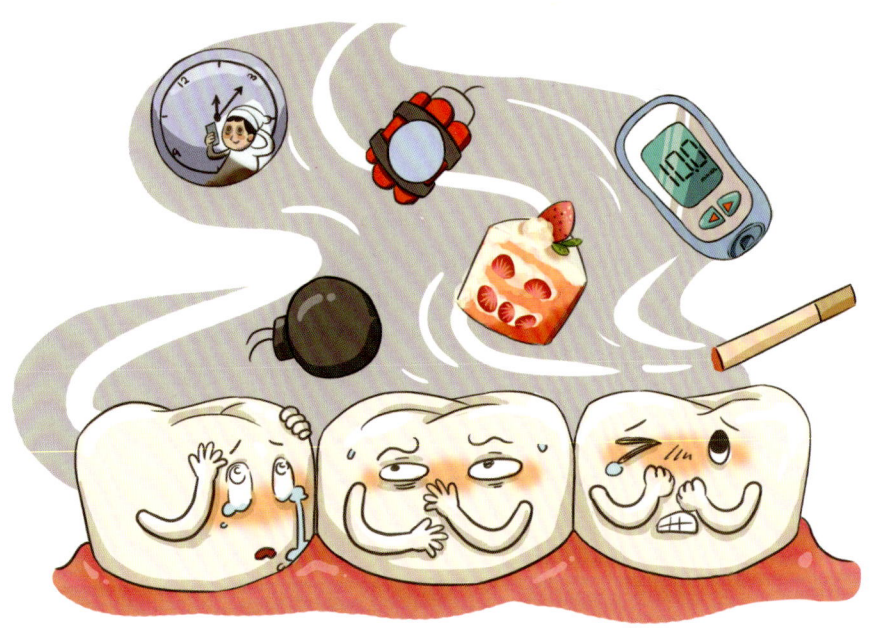

❶ 吸 烟

吸烟早已被证实是促进牙周炎发展的一大危险因素。烟草点燃时，烟雾中弥漫着的上千种毒素能直接刺激牙周组织，造成慢性损害，降低牙龈的血液循环，大大削弱牙龈自我修复的能力。此外，烟渍在牙面上附着，使牙表面更粗糙，为牙周致病微生物提供了更有利的生长环境。虽然，牙周炎并不可治愈，但吸烟会使它变得更难控制。烟民们不仅把钱浪费在伤害自己的身体上，还要为口腔治疗支付不低的费用，真是太不划算啦。

❷ 糖尿病

如今随着人们生活条件的改善,高脂高糖食物触手可及,再加上缺乏必要的体育锻炼,糖尿病正将魔爪伸向更年轻更广泛的人群。糖尿病是一类内分泌代谢性疾病,可能许多人认为糖尿病仅仅只是血液中的糖量超标,没什么大不了的。殊不知糖尿病的并发症可沿着血管波及心、脑、肾、眼、下肢、皮肤等全身各个组织器官。不仅如此,它也是牙周炎的危险因素之一。糖尿病发展到一定程度时,会破坏血管,使血管变窄、堵塞以及失去弹性等,血液中的高糖分极有利于细菌的繁殖,对于牙周炎患者而言,可真是双重打击。因此,血糖控制不佳的糖尿病患者,其牙槽骨的丢失、牙齿松动、牙周化脓等症状往往都会比没有糖尿病的人群严重;反过来,口腔里的牙周炎细菌产生的大量毒素也会影响到血糖的控制。

❸ 精神压力

现代快节奏的工作及生活方式给人们带来了前所未有的压力,研究已经证实长时间的精神压力会导致免疫力下降,从而加速牙周炎进展,此外,一个人处于精神压力大的状态下,往往容易疏忽口腔卫生的维护,也会增加吸烟量。总之,精神压力会直接或间接影响到牙周炎的进展,所以提醒大家适时放松心情,学会自我调节,尽量做一个乐观派的青少年。

二、牙周炎的表现

我国的流行病学调查结果显示,大多数国人普遍都有轻到中度的牙周疾病,少数人则患有重度慢性牙周炎。患上轻、中度慢性牙周炎初期,在刷牙和进食时牙龈出现出血,随着疾病的不断进展,牙龈的颜色、形态与质地就会发生明显的异常变化。在不拍 X 光片检查的情况下,早期牙周炎和牙龈炎看似无异,但其实牙周炎患者的牙龈和牙齿相结合的部位(龈沟底)已经悄悄地往根部发生退行性移动,此时龈沟将逐渐加深,形成一个口袋状的结构,这就是口腔医生常说的"牙周袋",而包绕牙根的牙槽骨也正在被炎症一点一点地侵蚀。

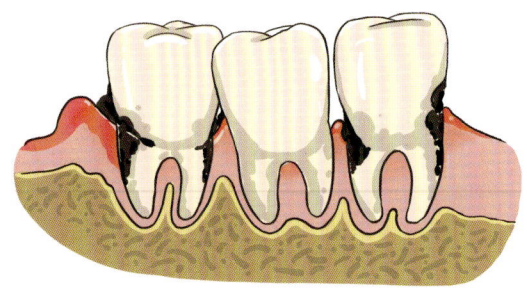

　　大多数牙周炎的进展是缓慢的，早期往往不会出现明显的不适，仅表现为口腔内的异味和牙龈红肿出血，这让许多人误以为自己的牙龈上火，反正牙齿本身不烂不痛，就放松了警惕，直到开始察觉到咬合乏力、牙齿松动移位才寻求口腔医生的帮助，但这时往往已经进展到了牙周炎的中晚期，以下这些令人害怕的症状和面临拔牙的无奈境地便无法避免：

① 牙根敏感及龋坏

　　随着牙槽骨的"水土流失"，我们原本被包裹在牙槽骨中的牙根不同程度地暴露于口腔，牙根的结构不如我们的牙冠结构坚硬，它的表面只有一层薄薄的牙骨质，甚至颈部没有牙骨质覆盖，冷热酸甜刺激都会造成牙齿的敏感。同时，牙根之间的缝隙很难清洁干净，根面患龋的风险将大大增加。

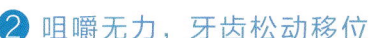

② 咀嚼无力，牙齿松动移位

　　由于牙齿周围支持组织变少，以往正常咀嚼的咬合力对于牙周炎的患牙而言，就变成了超负荷的加载。久而久之，牙周炎患牙便会出现不同程度的松动，并向着咬合力的方向逐渐发生移位，最明显的就是上前门牙向前扇形散开，门牙之间很快出现几条稀疏的"漏财缝"。当牙槽骨不能再紧紧固定住牙齿，牙齿松动变得严重时，最终等待着它们的是自行脱落和被拔除的命运。

③ 牙龈退缩及牙龈脓肿

牙龈覆盖在牙槽骨表面，当牙槽骨被破坏后，牙龈便跟着退缩。重度牙周炎的牙齿下方可形成迂回复杂的牙周袋，藏在牙龈下面的牙结石形成持续的刺激因素，就会表现出局部牙龈的反复发炎，有时在牙齿周围形成小脓包，让人疼痛难忍。这被称为牙周脓肿，是牙周炎发展到晚期的一个常见的伴发症状，在患有糖尿病或体质虚弱的中老年患者身上更容易发生，并且还会影响血糖控制的效果。

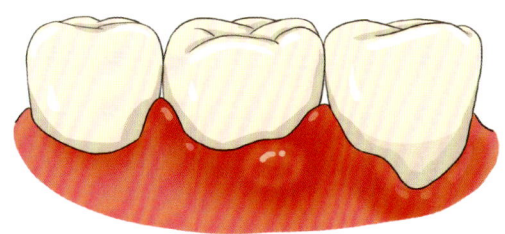

④ 牙髓炎症状

牙髓是牙齿中央的神经血管通道，它通过牙根底下的根尖孔、颈部的牙本质小管与牙外相连。重度牙周炎引起牙根尖区域的牙周膜和牙槽骨破坏后，牙周炎症便可通过以上途径杀气腾腾地向牙髓组织入侵，伺机急性发作，导致剧烈的疼痛，表现为跳痛、夜间痛、牙齿浮出感等。受到牙周炎和牙髓炎双重打击的患牙要痊愈的难度可就增加了不少。

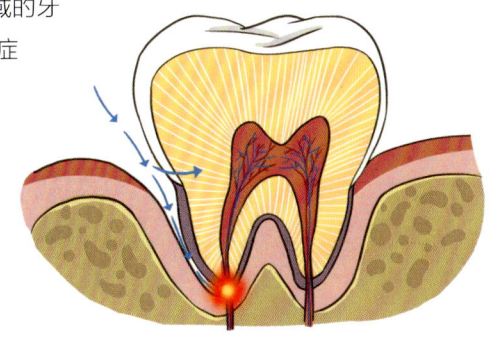

⑤ 口腔异味

口腔异味就是我们常说的口臭。牙周袋内的细菌可以分解含硫氨基酸物质，产生有气味的挥发性硫化物和氨类物质，当细菌大量繁殖时，就会散发出特殊难闻的气味。

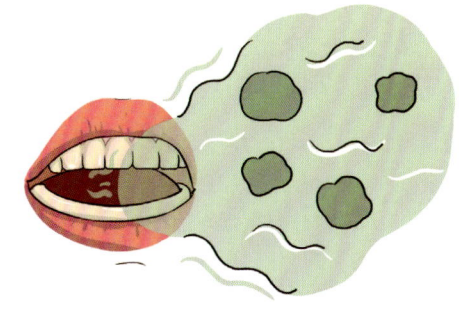

三、牙周炎与全身系统疾病

中国拥有庞大的牙周病患人群,但其中的绝大多数都未重视牙周炎,认为它只是小小的口腔疾病,并且无关痛痒,不到牙齿掉光的一刻,都对自己的生活并没有太大的影响。民间也流传有"牙疼不是病"的说法。这是我们作为医生,一直以来对大众科普还不到位的失职疏忽,也是年轻一代需要改变的传统观念。慢性牙周炎的治疗和高血压等慢性病一样,也是一场"持久战、攻坚战",需要大家在家坚持不懈地认真自我日常维护,配合定期复查、规律治疗,才能获得较为稳定的治疗效果。若放任不管,不仅影响口腔健康,还会危害全身健康,牙周袋内的致病菌和炎症物质可进入血液影响全身系统性疾病。

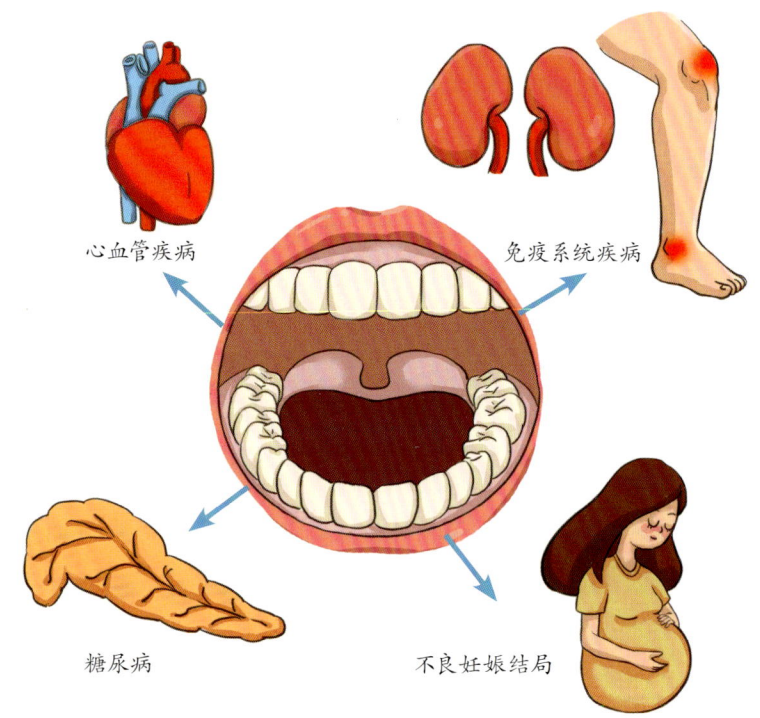

心血管疾病　免疫系统疾病　糖尿病　不良妊娠结局

1 糖尿病

我们很多人,其实离糖尿病并不远,甚至不知不觉处于前期糖尿病状态。所谓前期糖尿病是指,在达到可确诊为糖尿病的血糖指标之前,机体就已经存在一段很长时间的血糖控制能力减低的状态。如不对其加以控制,就可能率先成为糖尿病患者的后备军。前文已经提及糖尿病会加重牙周炎症，而这里，更强调的是口腔疾病将影响糖尿病患者的病情。从牙周组织来源的致病菌和毒力产物可进入血液中，降低机体对胰岛素的敏感性，影响糖尿病患者的血糖控制能力。也就是说，接受系统的牙周治疗，不仅可以控制牙周疾病，同时也可以改善患者的血糖控制的有效性。

② 心血管疾病

学者们经过大量的临床和基础实验证实，牙周炎是引发心血管疾病的一大独立危险因素。由于牙齿松动，牙周炎患者咀嚼运动时可将致病菌和毒素挤压入血液和淋巴管中，改变凝血机制，促进血栓的形成，从而堵塞血管。

③ 免疫系统疾病

慢性牙周炎虽是口腔里的局部炎症，但它可加重全身炎症反应，诱发风湿性关节炎和慢性肾炎。这风马牛不相及的疾病，却具有一些共同的特点：都是由免疫系统引起的慢性感染和损伤，相同的一些炎症因子造成组织破坏的结果。

④ 不良妊娠结局

牙周炎致病菌可引发胎盘组织的炎症反应，诱发危险的早产。此外，如果准妈妈患有牙周炎，那么生出低体重儿的概率也会大大增加。重度牙周炎对不良妊娠的影响甚至比吸烟和酗酒更高，却在备孕期间被忽视。因此，妊娠前、甚至妊娠中的准妈妈要及时干预、改善牙周健康状况，这对保障顺利安全的孕产十分重要。

四、牙周炎的预防

① 菌斑控制和整体健康改善

学会保持良好的口腔卫生习惯和生活习惯，是保护牙齿万里长征的第一步，同时也是最重要的一步。只有自己保持良好的口腔卫生习惯，与牙医定期的专业治疗搭配，才能双剑合璧地对抗菌入侵，使治疗达到更好的效果。与此同时，积极改善全身健康状态、规律作息、稳定情绪，提高机体免疫力，将吸烟、糖尿病等危险因素扼杀在摇篮中，才能让牙周炎的治疗事半功倍。

② 牙周基础治疗

由于牙周袋的形成，日常的菌斑控制手段和洗牙不能完全控制炎症，还需要使用更为精细的器械把深藏在牙周袋内、附着于牙根表面的牙结石和菌斑刮除，再平整好牙根表面的形态，为牙周组织重新附着在牙根上提供清洁的环境。

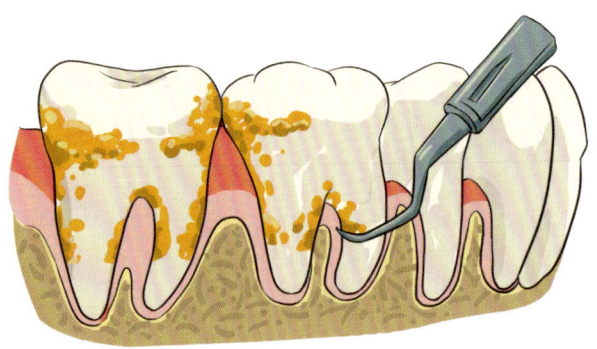

目前的医学水平仍无法单纯通过药物来治疗牙周疾病，在龈下清创过程中，医生会根据情况辅助使用一些口腔局部药物，牙周刮治和根面平整才是恢复牙周健康环境的首要步骤，我们将它们称为牙周基础治疗。对于已经发生"水土流失"的牙槽骨而言，牙周基础治疗并不能让已经丧失的牙槽骨重新恢复至健康水平，正因为牙槽骨难以自我再生，牙周炎治疗最为主要的目的在于防止牙齿进一步松动脱落，帮助牙周炎患者顺利进食、减缓牙齿脱落，维持生活质量。

③ 手术治疗

对于多次的牙周炎系统治疗后，牙周炎的炎症控制效果仍不佳的患牙，有时需要进一步通过牙周清创修整手术来清除病变，必要时配合牙周组织再生性手术，以创造一个利于患者保持自洁的局部环境。

④ 长期的牙周维护治疗

很多人问我："医生，做完一次牙周治疗就治好牙周炎先，然后……"这时候，我们总要不厌其烦地科普，牙周炎是可控不可治的。为什么呢？细菌是不断堆积的，就像下雪一样，你要持续扫雪呀。何况，在完善的牙周治疗后，牙周炎暂时得到了控制，一旦细菌数量增加，它就会死灰复燃，悄无声息地卷土重来。这也是牙周炎难治的原因。因此，不论是健康人群，还是牙周炎患者，都要将菌斑控制进行到底！面对牙龈退缩所导致的牙根间的缝隙，他们还需要让牙刷、牙线、牙间隙刷、冲牙器等齐齐上阵，加上定期复诊（依个人情况不同，从三个月、半年到一年不等），进行牙周维护治疗，使出"十八般武艺"才能守住牙周大本营。

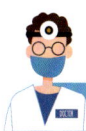

Dr.R 答疑

① 松动的牙齿一定没救了吗？

常常有病人来到牙科诊室就向医生诉苦"牙齿松啊，真麻烦"，"哎，拔掉就是了"等等，要牢牢记住，拔牙仅仅是牙齿不可保留时的无奈之举，不论何种假牙，目前都无法比拟自己原生牙齿重要意义。是任何假牙都无可比拟的。况且，松动的牙齿一定会被宣判死刑吗？那肯定不是，口腔医生会根据牙齿松动原因和松动程度的不同，做出不同的诊断和治疗建议。牙齿的松动有时候是疾病的急性反应，是牙齿的求救信号，有时候只要对症下药，一些松动的牙齿经过治疗还是可以保留的。例如，急性的炎症和过大的咬合力会让原本牢固的牙齿松动度急剧增大，在病因消除后，牙齿会奇迹般恢复稳固；但有些重度牙周炎的患牙，已经到了东倒西歪的松动状态，那就无法保留了。

② 为什么洗牙价格由百元到千元不等？

牙周治疗是有程度区分的。可以理解成，我们需要根据大家的口腔卫生状况、治疗难易程度和疾病发展情况，分成不同深度的治疗。常规的洗牙（洁牙）最浅层，针对基本健康的人群，或作为深层治疗的前奏，它能清除牙面上明显的牙结石和色素，对健康人起到无病防病的保健效果，也对牙周病患者起到去除牙周袋浅层炎症的作用。而更深层的治疗，看似相同，却用更精细敏锐的器械，对牙周袋深层进行清洁，有时还要手动刮除牙根表面的牙结石，对超声器械无法进入的角角落落进行必要的补充刮治。为了大家理解方便，一些治疗机构可能会称之为"深度洗牙"。在专业上，就属于牙周治疗的范畴了，需要牙周医生的专业评判、费时费力还费器械，有时也要辅助药物治疗，因此价格相比于常规"洗牙"自然而然就更高了。由此看来，良好的自我维护，也是在为自己减少不必要的开支。

❸ 为什么洗完牙后牙缝变大了？

很多人存在这样的"误解"，他们以为洗牙会磨损牙齿，让牙缝变大，造成牙龈退缩，牙齿敏感，从而不愿意洗牙。患者们确实会存在这样的顾虑，那为什么还要做这样的治疗呢？我们来解释一下原因。

首先，超声波的器械对牙齿表面是高频震动，并没有切削作用，不会磨出一条牙缝。那么，回想一下前文讲过的牙齿结构，两颗牙齿之间本就存在一个三角形的小间隙，这是由于牙齿的头大、脖子细，只是在正常情况下，这个间隙看起来是被牙龈填满的。而患上牙周炎后，牙齿间的牙槽骨逐渐被破坏，牙龈附着在骨上也随之逐

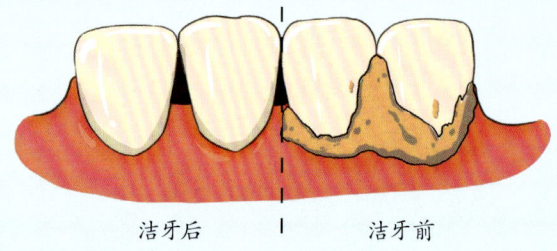

洁牙后　｜　洁牙前

渐退缩，而牙结石慢慢在这个间隙里沉积下来，把这个空间占据了。现在，我们把牙结石清除后，牙龈的真实情况便显露出来，早已存在的牙缝便显露无疑，更有牙龈红肿的患者，消肿会使得牙龈退缩看起来更明显。露出的牙颈部，就像冬天里被抢走了"牙结石围脖"，在冷风里瑟瑟发抖。好消息是，时间的魔力让牙根表面再矿化，敏感可以得到些许的缓解。

❹ 洗牙能美白牙齿吗？

很多人都以为我们的牙齿应该如同广告中所呈现的那样闪亮洁白，在我们牙医界中，也称那种颜色为"好莱坞白"。就像护发产品让头发泛起有丝绸般光泽的波澜，广告是有一定夸大作用的。事实上，我们的牙齿泛着轻微光泽的淡黄色，这是牙齿矿化的健康表现。烟斑、色素和牙结石的堆积会造成牙面色泽暗淡，洗牙将牙齿清洁干净后能恢复牙齿原本的颜色，并不能改变牙齿本身的颜色，爱美人士对牙齿皓白如雪的要求无法通过洗牙实现。要违背牙齿自然的颜色，往往需要以磨损伤害牙齿作为代价，爱美的您请三思。

第三节 口腔溃疡

职员小金牙龈不出血了,但近来在外出差,常常熬夜加班、焦虑失眠。这两天,他发现嘴唇里侧好疼,翻开嘴皮子一看,有一个灰白色的椭圆形凹陷,甚至吞咽、说话、吃饭都疼。这让平日里活泼开朗的小金沉默寡言,甚至情绪烦躁崩溃。

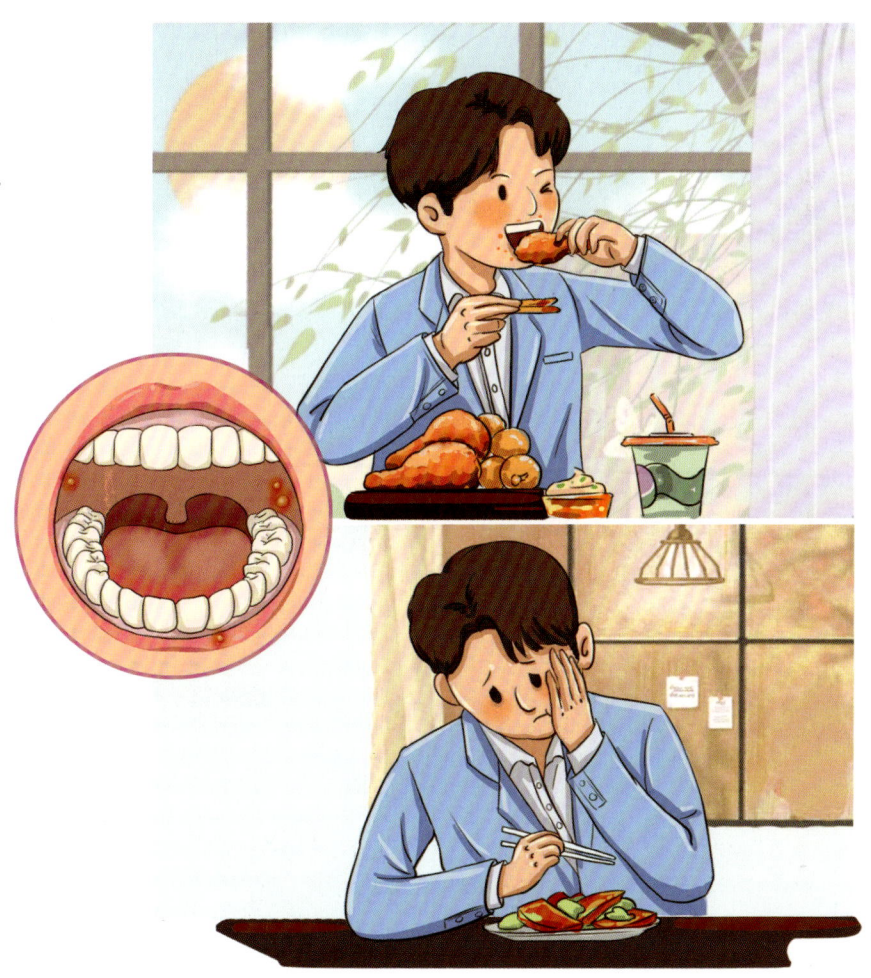

一、复发性阿弗他溃疡的病因

常见的口腔溃疡又叫"口疮",在牙医口中有一个更为专业的名称,叫做"复发性阿弗他溃疡"(简称:阿弗他溃疡)。"阿弗他"是古希腊语"aphtha"的音译,意思是灼痛和焦虑。顾名思义,这是一种具有周期性、复发性的口腔溃疡类病损,疼到让人感到焦虑绝望。复发性阿弗他溃疡在我们身上的发生率高达 20% 左右,不论你是否饮食健康、作息规律,都可能曾经和这折磨人的小东西交过手。

阿弗他溃疡在口腔黏膜疾病中发病率最高,普通感冒、消化不良、精神紧张、郁闷不乐等情况均能偶然引起该病的发生,而要说起它明确的机制,还在等待大家来研究呢。下面列举其中几个可能的病因:

① 创伤因素

引起溃疡的最常见的原因是日常我们吃饭时不小心造成的黏膜创伤,例如咬舌、咬颊,以及食物过于粗糙导致的黏膜划伤。如果此时你没有做好口腔的清洁工作,让开放的创口裸露在充满细菌的口腔环境中,创口受到细菌和病毒的感染,便可能会发展成为溃疡。

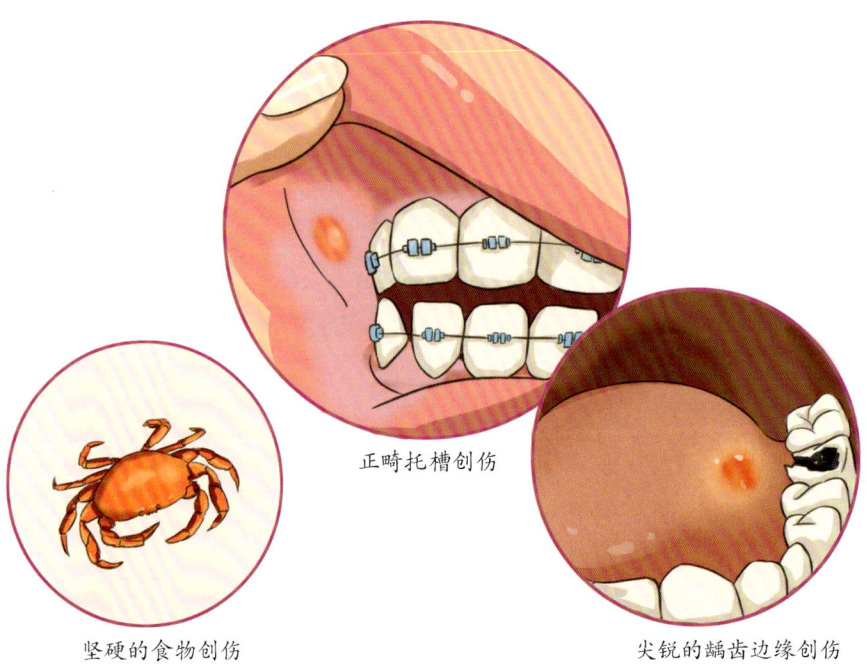

坚硬的食物创伤　　正畸托槽创伤　　尖锐的龋齿边缘创伤

还有很多正畸患者饱受矫治器金属配件刮伤黏膜的痛苦，这也是典型的创伤导致的口腔溃疡。除此之外，不合适的假牙、龋坏牙齿尖锐的边缘对口腔黏膜反复摩擦刺激、黏膜被歪着长的智齿反复咬伤，也是引起阿弗他溃疡的创伤因素。

❷ 免疫及全身因素

有研究表示，经常发生口腔溃疡的人，大多伴有细胞免疫功能的降低，所以增强身体免疫力的确可以减少口腔溃疡的发生。而如果口腔溃疡发生的次数过于频繁，那么你就要提高警惕，自己是否存在某些全身疾病，例如，胃溃疡、十二指肠溃疡、溃疡性结肠炎、肝炎等。

❸ 遗传因素

遗传因素同样也扮演了重要角色，可以肯定的是，复发性阿弗他溃疡的发病确实具有遗传倾向，如果发现自己经常与口腔溃疡打交道，问问父母，没准还能学到一些应付溃疡的小窍门。

❹ 环境因素

现代人生活、工作和学习压力不断增加，随之而来的焦虑、愤怒、抑郁等不良情绪，以及睡眠质量的降低，一定程度上增加了口腔溃疡的发生率和严重程度。民以食为天，饮食习惯与阿弗他溃疡的联系也得到了科学的证实。我们日常能从食物中获取糖、脂肪、蛋白质这三大营养物质，还有微量元素和维生素等。后者虽然在人体内含量极其微小，但对于人体生理活动的正常进行同样不可或缺。研究表明，锌、铁、硒等微量元素可增强黏膜上皮的防御和修复能力，同时也可调节机体的免疫功能，促进溃疡的愈合、抑制溃疡的再发。维生素 A、C、B_2、B_{12} 等，在维持黏膜上皮健康、减轻炎症反应、加速溃疡愈合方面功不可没。随着人们生活节奏的加快，快餐食品及食品添加剂的增多，促使人们的饮食结构单一化和饮食习惯快餐化，也在一定程度上增加了我们罹患阿弗他溃疡的概率。

二、复发性阿弗他溃疡的表现

轻型复发性阿弗他溃疡一般发生在嘴唇和脸颊内侧的黏膜及舌头上,大小约为 2~4mm,呈圆形或椭圆形。溃疡中央部凹陷,表面常覆盖着一层白黄色软软的物质,这是我们机体中白细胞吞噬入侵的致病微生物后所产生的分泌物,而周围黏膜常常充血形成一圈红晕。它的特点可简单记忆为"红黄凹痛"。

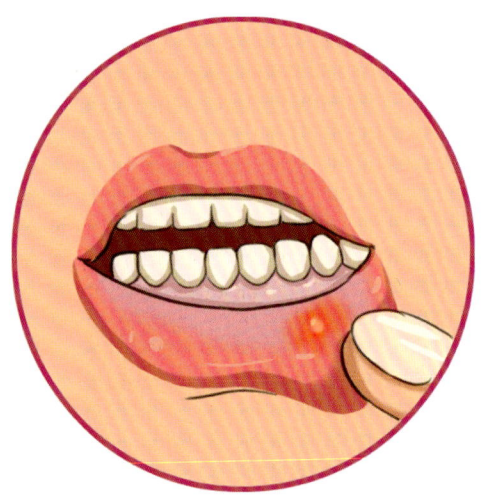

别看这溃疡创口表浅,却刺激到了黏膜表面的神经末梢,带来的疼痛感特别强烈,即便是一个小小的动作也能引起钻心的疼痛。幸运的是,这种溃疡常常在 7~10 天内不治而愈。但可惜,它会不定期地再次光临,往往在个体免疫力降低的时候悄然而至,每次发病的部位也有所不同,就像游击战一般让你捉摸不透。易复发、有周期、可自愈、痛钻心,这就是复发性阿弗他溃疡的鲜明特点,这类阿弗他溃疡最为常见,同时也是程度最轻的。

有轻型复发性阿弗他溃疡,就有重型复发性阿弗他溃疡,又被称为腺周口疮。这种溃疡主要发生在正值青春期的青少年身上,是好发于口角和唇内侧黏膜的深大溃疡。与小溃疡"红黄凹痛"不同,重型溃疡的直径可达到 1~3cm,中间凹陷,四周红肿凸起,形状如同弹坑一般,看起来触目惊心,也是复发性阿弗他溃疡中最严重的一型。由于损伤波及黏膜以下的腺体,它所引发的疼痛更为剧烈,让你在说话和咀嚼时不由得龇牙咧嘴。虽然腺周口疮也属于自限性溃疡,但愈合时间可长达数月之久,并且愈合后会留下稍硬的瘢痕。

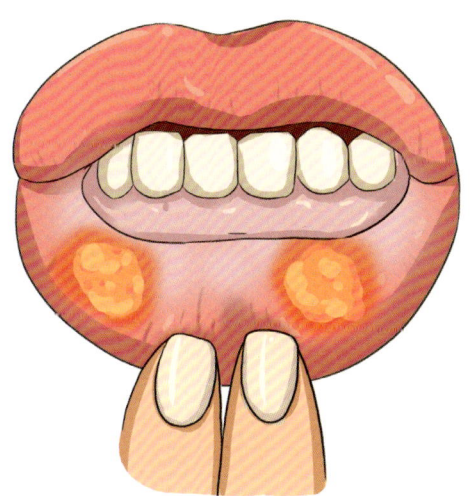

重型复发性阿弗他溃疡

除此之外,还有一种较为少见的疱疹型复发性阿弗他溃疡,亦称口炎型口疮。其特别之处在于,这种溃疡小而多,单个直径不超过 2mm,好似满天星一样散在分布于舌头、唇颊部黏膜上。口炎型口疮虽小,但多个小疮口融合成片后,也是很疼的。和重型溃疡一样,如果创口长期暴露于口腔微生物中,也会受到口腔菌群的入侵感染,甚至引起全身的不适症状,例如头痛、发热和乏力等症状。

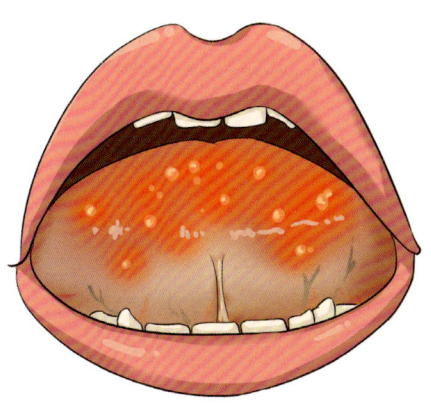

疱疹型复发性阿弗他溃疡

复发性阿弗他溃疡伴有疼痛,但疼痛可能并不是件坏事,对于总是出现在黏膜上同一位置的大而深、经久不愈并且还不怎么疼的溃疡,我们就要警惕这是不是让人谈之色变的口腔癌了。

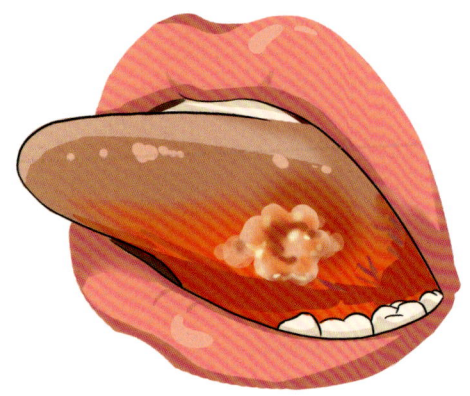

癌性溃疡

口腔也有癌？是的！口腔癌是头颈部最常见的恶性肿瘤之一，而且在癌症中排名还很靠前。口腔癌不是一种疾病，是一个很大的类别，包括舌癌、颊癌、牙龈癌等。绝大多数的口腔癌细胞源于口腔表面的黏膜，这类黏膜疾病常常披着"口腔溃疡"的外衣而逃过早期诊治，以至于病情延误。因此，口腔溃疡万万不可轻视，我们要积极去除一切可能引起口腔癌的因素，例如口内锐利的烂牙根、伸长移位的智齿，如果发现有无痛溃疡长达一个月以上不能自行愈合，就要前往口腔医院，请医生帮助诊断，尽早治疗。

三、复发性阿弗他溃疡的防治

❶ 对症治疗

我们常常听到长辈们这样说："多吃蔬菜水果补充维生素，溃疡就会好了！"其实，绝大多数的轻症复发性阿弗他溃疡，即使我们不特意进补维生素，在一周左右也会痊愈。如果疼得难受，药店里也有针对溃疡的药膜、药膏可以局部使用，这些药物里面一般含有地塞米松、泼尼松、利多卡因等成分。这些成分大多是对症治疗，缓解疼痛，预防感染，加快愈合，延长复发的周期，以减轻溃疡给我们带来的痛苦和生活上的不便。

❷ 去除创伤因素

对于机械创伤所引起的口腔溃疡，我们需要去除局部的刺激因素，例如调改或更换不合适的假牙、治疗龋坏的牙齿、改变不良的咀嚼习惯等，一方面，帮助尽快恢复正常的咀嚼功能，另一方面，也能降低创口反复受刺激而发生癌变的可能。

③ 中医疗法

"岁金不及，炎火乃行……民病口疮。"我们的祖先对口腔溃疡的研究早在春秋战国时就已经有所记载。在中医学中，口腔溃疡属于"口疮""口疳""口糜"范畴，认为外·感六淫燥火、内伤脏腑热盛，"火"是口腔溃疡的主要致病因素，因此主张以"清热祛火"为指导，因而选用连翘、金银花、薄荷、大青叶、蒲公英等药材治疗，而其中也不乏增强机体免疫力的成分。

④ 自我调节

遇到复发性阿弗他溃疡的突袭，不要过于恐慌和焦虑，负面的情绪反而会让病情更加严重。调节好工作和学习的节奏，养成良好的作息规律，劳逸结合，加强锻炼，增强自身的免疫力。同时大量饮水、补充蛋白质和复合维生素，可以加快代谢速度，平稳度过溃疡期。

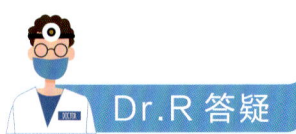

Dr.R 答疑

口腔溃疡期间需要忌口吗？

很多吃货此时就要问了："长溃疡的时候是不是有啥忌口的呢？"在很多人的观念里，口腔溃疡是由于平日里吃多了辛辣刺激上火的食物所致。有些人在这种"上火"时恰好真长了溃疡，此时不能盲目地去喝"降火"的凉茶，还是需要忌口，尽量清淡饮食、少油少盐、均衡膳食、注重营养搭配的多样性，减少对愈合中溃疡的刺激，这不但对防治复发性阿弗他溃疡有所帮助，而且还能增强机体免疫力，是促进全身健康的有效方式。

第四节 舌系带过短

小王刚刚出生的千金是亲戚朋友眼中的小活宝,大家争相和她互动,教她说话。长辈们轮番抱着娃娃,而娃娃怕生,哇哇大哭。姥姥赶紧抱起了娃娃哄着,忽然皱起眉头说:"娃娃这舌头咋圆圆笨笨的呢?你们快来看看!""这舌头真奇怪!怕是说话不利索咯……""我家娃儿小时候也这样,没事儿,明天要带娃娃上医院剪舌筋!""还没长大嘛,长大了就好了啊!"大家七嘴八舌地议论着,小王夫妇不由得紧张起来,自己也没见过,不想让孩子挨一刀,但面对长辈的千叮万嘱,剪不剪呢,这可真是进退两难。

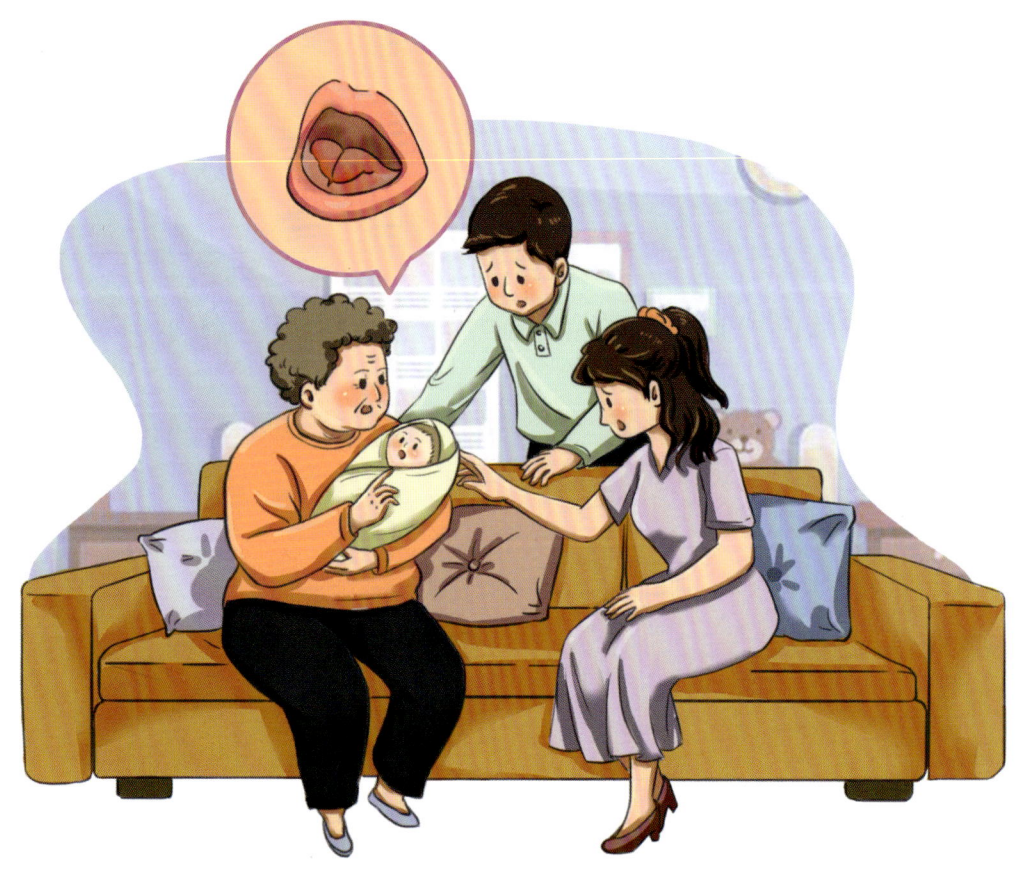

一、舌系带过短的表现

在我国民间，老一辈心里深深扎根的观念就是：婴儿舌系带短了，就要剪绊舌、剪舌筋，仿佛只有进行完这样的"仪式"，才能打消他们对日后孩子语言障碍的顾虑。在医学上，我们称"剪绊舌"为舌系带矫正术。那么什么是舌系带呢？舌系带矫正术又是什么呢？

舌系带，是在舌头卷起时，舌头正下方那条可见到的薄而细长的黏膜组织，其最为主要的功能是稳定和控制舌头的运动方向。正常的舌系带可让舌头伸缩自如，没有任何的阻碍，而当舌系带附着不正常时，舌头的运动则会受限，就像舌头被粘连在口腔底部，此时舌头不能卷曲、前伸和左右摆动。由于过短的系带牵拉，舌头前段抬起时，可形成"W"形，或根本不能上抬或伸出。

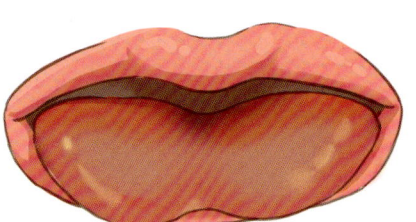

一般情况下，刚刚出生的婴幼儿舌系带会延伸至舌尖或接近于舌尖，随着婴幼儿的生长发育，舌头的锻炼不断加强，舌系带的附着位置会逐渐向后方移动。对于婴幼儿时期的暂时性舌系带过短，家长们大可不必恐慌。目前医学界对于舌系带过短的诊断虽然没有统一的认识，但普遍观点认为，舌尖因舌系带的牵扯而无法伸出超越下门牙，就可被认定为是舌系带过短。但由于婴儿的下门牙在约 6 个月时萌出，所以在此之前，不需要急于判定舌系带是否过短。

二、舌系带过短的危害

那么，过短的舌系带会带来什么危害吗？舌系带过短在老一辈家长的眼中可谓是牛鬼蛇神一般的存在，但事实上，它的危害并非传说中的那么大，主要有以下几个方面：

1 影响母婴喂养

妈妈们在喂奶时，宝宝的正确衔乳姿势是将舌头垫在下颌牙龈上方。而当舌系带过短时，舌头的活动范围受限，宝宝就无法在吮吸时，形成口腔的封闭负压环境，最后导致妈妈们乳头红肿疼痛、哺乳时间过长，而宝宝也因摄取营养费力而体重降低。许多新手妈妈存在哺乳困难的情况，所以自然而然地怀疑是自家孩子的舌系带过短，毕竟这两件事的发生率高，又爱子心切。但是，哺乳困难也可能是妈妈哺乳和婴儿衔乳姿势错误导致的，这可以随着母婴的磨合熟练程度慢慢改善。

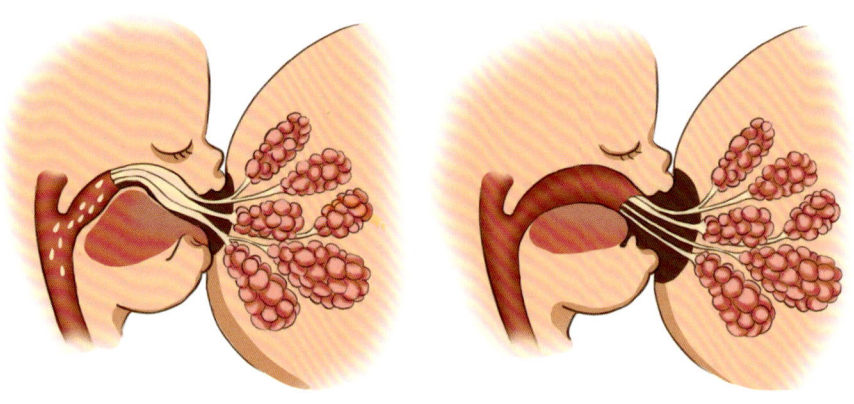

② 影响发音

首先，舌系带过短并不是导致孩子语音异常的唯一原因！它不影响孩子学会说话的年龄，只是影响某些特定词语的发音。例如，影响需要依赖舌头上抬的发音，例如"t""d""er""l"等。我们的语言发音系统是特别复杂且有趣的构造，即使舌系带上卷范围有限，一些孩子也能通过其他发音部位的代偿，说出一口流利的普通话，甚至精通多国语言。况且，在汉语的发音中，大部分的发音并不需要舌头向上翘得很高，而只有"er""l"的发音需要舌尖上翘至上腭，其余音素的发音只需要舌运动范围大致在上下齿龈之间就可以了。

那么，"大舌头"和舌系带就没有关系吗？正常人发出"f""s""sh"等音时，气流会从上下切牙齿缝间快速流出，而因为先天或后天的因素导致孩子发音气流从舌侧缘与颊部之间流通，并且通过嘴角区时，就形成了我们听到的大舌头音。牙科医生在工作中常常会遇到一种情况：着急的爸爸妈妈带着自家说话大舌头的孩子来找医生，要求医生把孩子短小的舌系带处理了。这些孩子语言的障碍并不是由于舌系带引起的，更多的是发音技巧，甚至是因为在换门牙导致的发音漏风。孩子无端挨了一刀，问题没有解决，反而让父母更急了。事实上，目前并未有研究证实舌系带与语音异常存在密切相关性，而且手术与语音改善也没有明确的因果联系。

③ 创伤导致反复性溃疡

随着下颌牙齿的萌出，过短的舌系带会反复受到下颌乳牙的摩擦，造成创伤性溃疡。

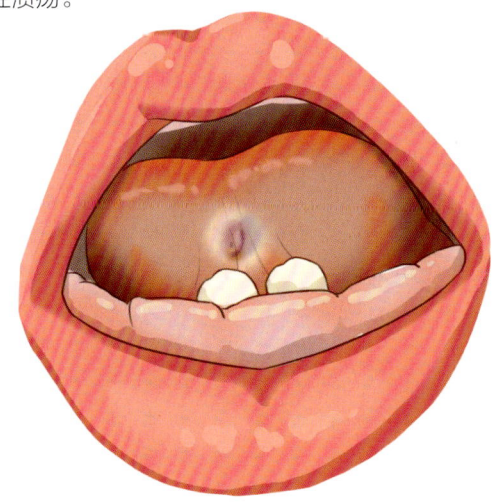

④ 影响口腔清洁

饭后用舌头舔舔牙齿上的菜叶子，清理藏在脸颊肉和牙列之间缝隙的食物，想必你我对这样的动作早已游刃有余了。而过短的舌系带让舌头灵活度大大降低，失去了这种清洁功能，长此以往，可能会增加孩子龋病及牙龈炎的发生概率。

三、舌系带过短的处理

那么，过短的舌系带到底是剪还是不剪呢？事实上，目前医学界对于这一刀的必要性仍存在争议。但可以明确的是，语音障碍和没有症状的舌系带过短并不是让宝宝无辜挨一刀的理由。对于刚刚出生的宝宝，由于舌系带过短而导致母亲母乳喂养困难，建议考虑早期手术。此外，如果宝宝舌系带严重过短，导致舌头紧贴在口底而完全不能伸出及活动，或者在宝宝下颌乳牙萌出后，反复摩擦舌系带造成了创伤性溃疡，存在这些情况时，我们才推荐及时延长舌系带，此时医师操作简单，手术风险小，全程基本不流血，不影响宝宝术后的进食，无论是对宝宝还是爸妈都不会造成过大的负担。3岁之后，发现舌系带过短，只要不影响发音、进食等功能，也可以不做手术。

此时，一些爱娃心切的父母可就更加坐不住了："家里老人的经验说，绊舌不剪，说话结巴。"先别急，你仔细留意下就会发现，事实上我们都高估了舌系带长短与发音的关系。有一些这样的小伙伴：他们即使不能完全伸出舌头，不能上抬或卷起舌头，讲话照样可以字正腔圆。因为我们说话的时候并不需要将舌头长长地伸出口腔之外。而结巴是一种言语障碍，表现为语言高频率不自主地重复。口齿不清更有可能是口颌面部肌肉不协调，失去了控制舌头的能力，例如：

❶ 颌面部软硬组织发育不足

现如今的食物变得越来越精细柔软，这让孩子在咀嚼食物时得不到应有的锻炼，也不愿意啃硬的食物，导致孩子颌面骨骼发育不足，唇面部肌肉的力量不均衡，牙列排列不整齐。

❷ 口唇不良习惯

吮指、吐舌、咬铅笔和玩具、不正确的喂奶方式等，容易导致面部和牙齿排列的错乱，影响发音。

对孩子说话含糊不清、开口说话时间延迟的焦虑和操心，让许多父母寄希望于在舌系带上划一刀，简洁明了地快速解决问题。虽然可以理解父母的心，但还是要避免盲目的判断。

一般而言，4岁后，儿童的语言能力才发展至正常的对话水平，在此之前仅能说出简单的词语，尚不能表达完整的句子。因此，对于在4岁之前语言熟练度欠佳的孩子无须过度焦虑。

孩子的语言功能障碍，除舌系带过短、兔唇、腭裂等解剖因素之外，也与大脑发育、智力、听力、心理等因素关系密切。舌系带影响了说话的清晰度，却不会导致其说话结巴或说不出话。孩子身体发育及语言功能的发展，都存在阶段性。例如，父母发现自己的孩子1岁还没有学会简单肢体语言、用手指物，2岁还不会折纸、翻书，3岁还不能说出简单的句子，就可以考虑去专业的医疗机构寻求医生的帮助，以防错过早期干预的黄金阶段。对于超过4岁的宝宝，若发现特定的某些音发音不清，并且舌系带明显过短，在专业的指导评估下，排除其他问题，也不妨一剪舌系带。术后观察1~3个月，多加训练加以恢复。如果发音问题仍没有得到改善，那就需要进行专门的语音训练、寻找其他原因了。

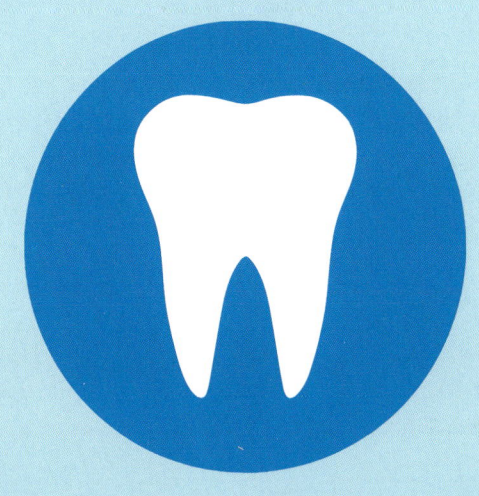

第三章　牙列发育

第一节 乳牙列与恒牙列

　　小坤今年6岁，上小学一年级了。这一天，有几个穿着白大褂的哥哥姐姐来校园里帮大家检查牙齿。小坤乖乖张大嘴巴，听医生笑着说："你真棒，22颗牙都没有蛀牙呢。"同桌小星也张大了嘴巴，医生说："你现在已经有24颗牙齿了，但是有2颗蛀牙，要早一点治疗哦。"小坤疑惑地问："为什么他比我多两颗？姐姐你有多少颗牙？"医生笑着说："因为他的牙齿比你长得快，我有28颗牙，等你们长大就和我一样了，可能比我还多哦。"小坤很疑惑："为什么？我到底应该有几颗牙啊？"

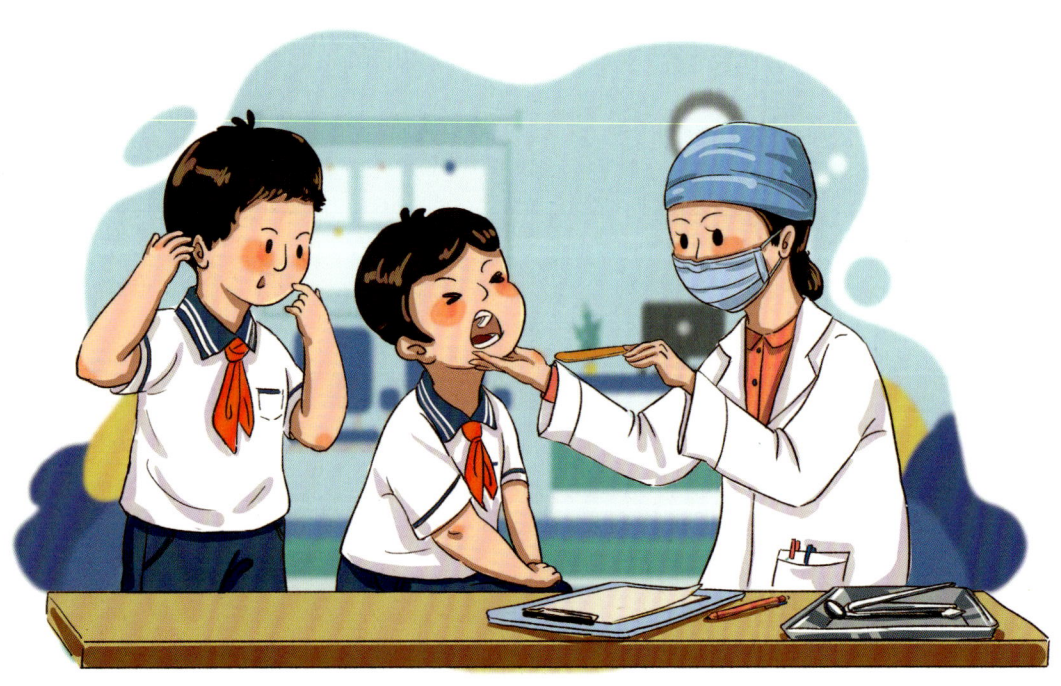

人的一生一共有两副牙齿,一副叫乳牙,一副叫恒牙。

乳牙一共有 20 颗,从出生后的第 6 个月开始,到 2 岁半左右逐渐萌出。上下各有 4 颗乳切牙,它们的作用是切割食物。下颌中间的两颗乳切牙在宝宝 6～10 月龄时最先萌出,紧接着是上颌中间的两颗乳切牙在 8～10 月龄时萌出。

在嘴角处有 4 颗牙根粗壮、牙冠尖锐的乳尖牙,它们的作用是刺穿和撕裂食物。乳尖牙大约在 1 岁半～2 岁时萌出。

最后还有 8 颗乳磨牙,它们的作用是碾碎和研磨食物。倒数第二颗乳磨牙会在 1 岁～1 岁半时萌出,最后面的那颗在 2 岁～2 岁半萌出。

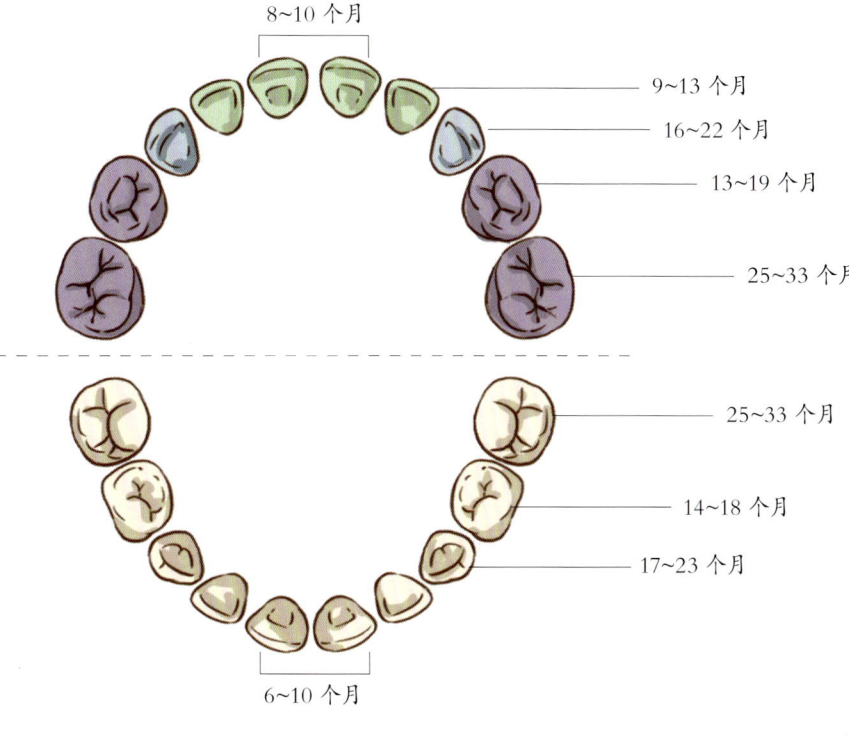

乳牙示意图

乳牙萌出之后,就开始承担重要的咀嚼功能和辅助发音功能。咀嚼过程产生的功能性刺激通过乳牙传达到颌骨,有利于促进颌面部骨骼的正常发育。随着年龄的增长,颌骨不断发育长大,但是牙齿的大小不可改变,原本整整齐齐的乳牙之间会开始出现间隙,这些间隙其实是给恒牙预留的萌出空间。因为恒牙的宽度明显大于乳牙,如果没有足够的空间就无法从正常的位置萌出,也无法形成整齐的恒牙列了。完整的乳牙列对恒牙的萌出有着至关重要的引导作用,等到恒牙发育完成并萌出,乳牙就完成了它的使命。

恒牙一共有 28 ~ 32 颗，从 6 岁开始陆续萌出，12 岁左右完成换牙。第一颗恒牙会在乳牙列的最末端萌出，叫作第一恒磨牙，因为它通常在 6 岁左右萌出，又俗称为"六龄牙"。六龄牙的萌出时间最早，从 6 岁开始就要陪伴我们一生。它是所有牙齿中体积最大的，有着强大的咀嚼能力，还能引导上下牙列建立稳定的咬合关系，为后续其他恒牙的萌出打下基础。它的外形和最后一颗乳磨牙很像，容易被混淆误认为是乳牙而不够重视，因此它是所有牙齿中最容易龋坏的。六龄牙萌出之后，就进入了替牙期。

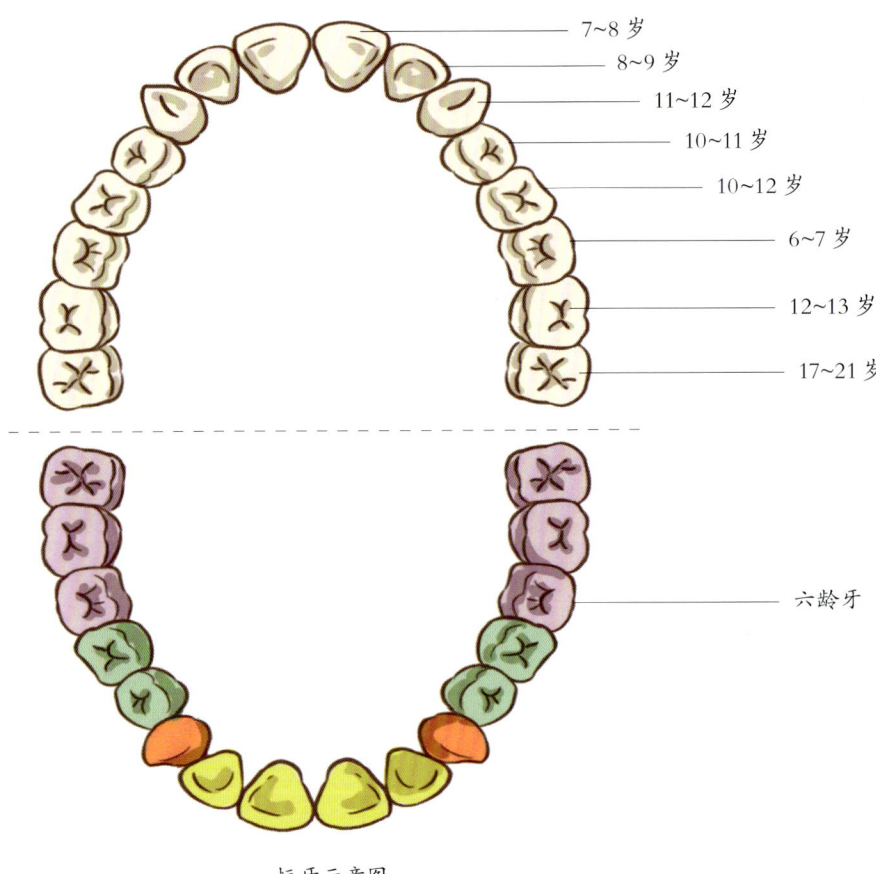

恒牙示意图

每一颗乳牙的下面都有一颗对应的恒牙胚在不断发育，随着恒牙的牙根形成逐渐向上萌出。乳牙的牙根受到下方恒牙的挤压后慢慢被吸收，这个过程一直持续到乳牙松动脱落、恒牙萌出。同名恒牙通常左右对称萌出，且下颌一般会比上颌先萌出。

在 6~8 岁期间，8 颗乳切牙依次开始松动脱落，8 颗恒切牙先后萌出。下颌的恒切牙通常从乳切牙的舌侧萌出，看起来就像长了两排牙齿一样。这种情况下乳切牙的牙根无法完全被吸收，也就不能自然松动脱落，需要在医生的帮助下拔除乳牙。

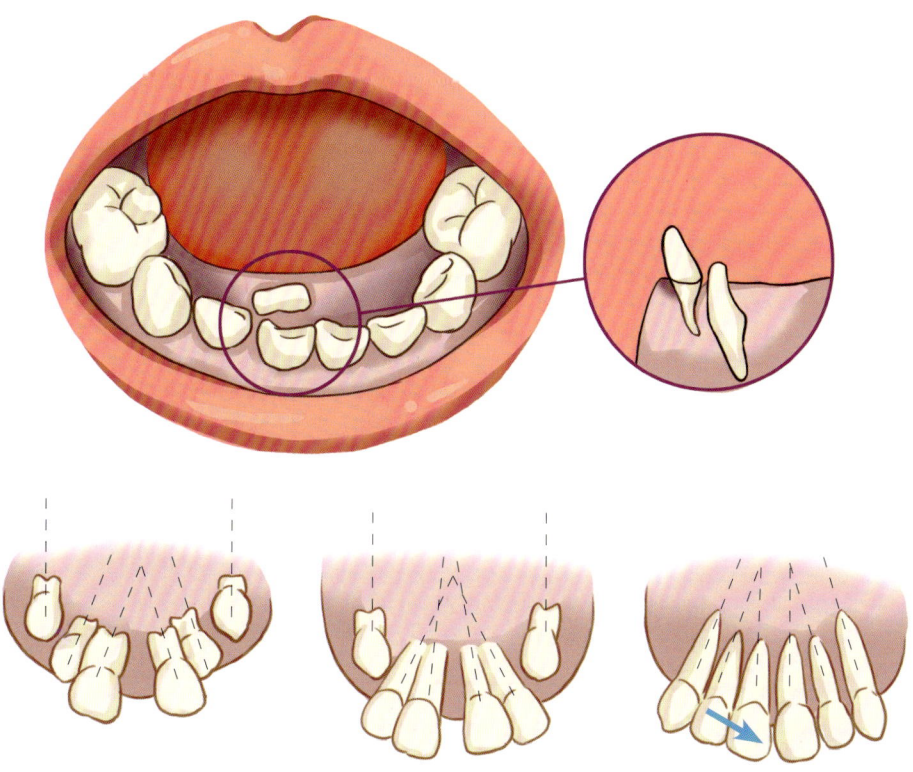

上颌切牙萌出初期大多朝两边倾斜，呈八字形，牙齿中间还有缝隙。这其实是一种暂时性的保护机制，牙齿倾斜是为了让牙根避开两旁还在发育的牙胚，大部分人等到尖牙萌出后就能自行改善，排列整齐。有的家长过于心急，揠苗助长，在没有咨询过牙医的情况下自行使用橡皮筋将分开的恒牙拉拢，会造成严重的牙周组织创伤，甚至是无法挽回的牙齿松动。

9~12 岁时，乳磨牙和乳尖牙相继脱落，恒牙比乳牙多出的 8 颗前磨牙在此阶段萌出。前磨牙有两个牙尖，既能辅助尖牙撕裂食物，也能分担一部分磨牙的研磨任务。

最后一颗乳牙的脱落标志着替牙期的结束，在 12~13 岁时，第二颗恒磨牙萌出，全口牙齿逐渐建立起稳定的咬合关系。还有位于牙列最末端的第三颗恒磨牙，大约在 16~25 岁萌出。它萌出的时间较晚，此时人的智力发育已达到较为成熟的阶段。第三磨牙与智慧同时到来，因此被俗称为"智慧牙""智齿"。通常情况下，人应该有上下左右对称分布的 4 颗智齿。但人类的颌骨在进化过程中变得越来越小，已经没有足够的空间留给智齿生长，有的人在进化中直接"淘汰"了智齿，他们的智齿数量可能少于 4 颗，因此正常情况下恒牙的数量并不是一个确切的数字，而是一个范围：28~32 颗。

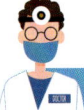

Dr.R 答疑

① 为什么换牙后长出来的牙又大又黄？

门牙长出来时孩子的年龄尚小，牙齿的大小与脸的大小不匹配，显得非常突兀。其实不是牙齿太大，而是脸太小啦。随着年龄的增长，颌面部不断发育，很快就能与牙齿大小协调了。恒牙的颜色比乳牙黄也是正常现象。牙釉质的矿化程度越高颜色就越接近于透明，恒牙的矿化程度比乳牙高，半透明的牙釉质会透出牙本质的黄色，所以看起来比乳牙更黄。

② 大人的门牙是平的，为什么小孩刚长出来的牙边缘是波浪形的？

其实刚长出来的牙齿边缘都不是平整的。牙齿在发育成形的过程中，有几个生长速度较快的生长中心，叫做发育叶。这些发育叶融合在一起决定了牙齿最终的形态。前牙一般有三个竖着的发育叶，发育叶之间融合的部位略短一些，看起来就像是波浪形或锯齿状。这些波浪形突起的地方在咀嚼过程中不断被磨耗，最终会逐渐磨成平直的边缘。

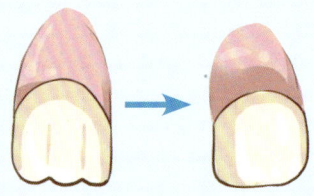

第二节 替牙期的异常现象

一年后,小坤和小星上小学二年级了。课间时间,小星捂着脸说:"我的牙好疼啊,好像脸都肿起来了。"小坤想起一年前检查牙齿的医生姐姐说小星有两颗蛀牙,便问他:"你没有去补牙吗?"小星摇摇头说:"以前不觉得疼,就没有告诉妈妈。"第二天早上小星请假去看了牙医,回学校的时候嘴里咬着一团棉花。医生说小星的牙齿蛀得太深,牙根周围都发炎了,必须得拔掉。小星心里很后悔,要是早一点去补牙就好了。

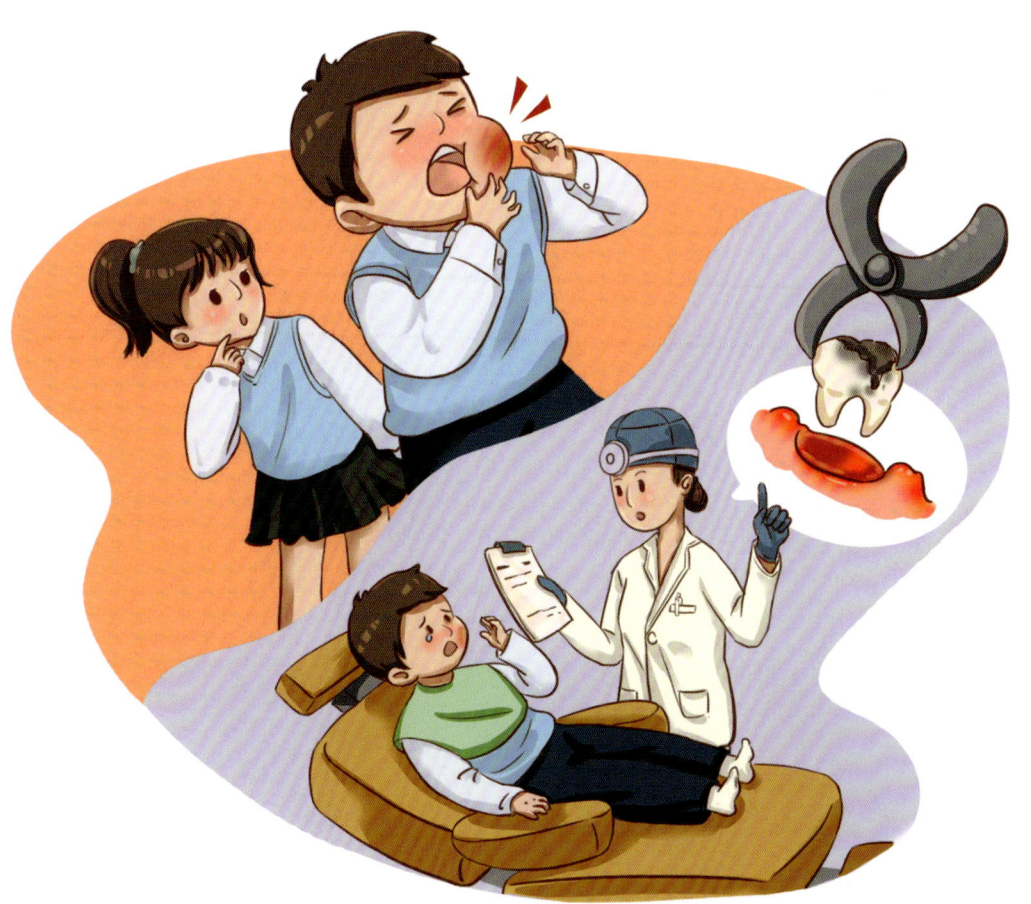

在理想情况下,乳恒牙交替是一个自然而然的过程,无须人为干预。但不是每个人的换牙过程都这么顺利,替牙期可能会遇到各种各样的问题。这个特殊的阶段也是牙弓和颌骨发育的重要时期,一些常见问题可能直接影响到恒牙的健康以及咬合关系的建立,千万不能掉以轻心。

一、乳牙早失

像小星这样,因为严重的龋病、根尖周炎或牙外伤等原因,在正常的换牙时间之前就缺失了乳牙,叫做乳牙早失。此时恒牙尚未萌出,乳牙提早脱落,首先受到影响的是我们的咀嚼效率,大块的食物在口腔内无法被充分咀嚼,不利于食物消化和营养吸收。此外乳牙对恒牙的位置有着限制和引导的作用,能够指引恒牙往正确的方向萌出。乳牙早失后,"迷路"的恒牙可能会长得东倒西歪,也可能在牙根还没发育成形的时候就过早萌出,有时还可能伴有牙冠的发育不良。

乳牙过早缺失后留下的间隙不能及时由恒牙接替,间隙两侧的牙齿会朝着间隙的方向倾斜移位。原本为恒牙萌出预留的间隙逐渐被其他牙齿侵占,恒牙只能另寻出路歪着长出来,也可能会被卡在原地再也长不出来了。

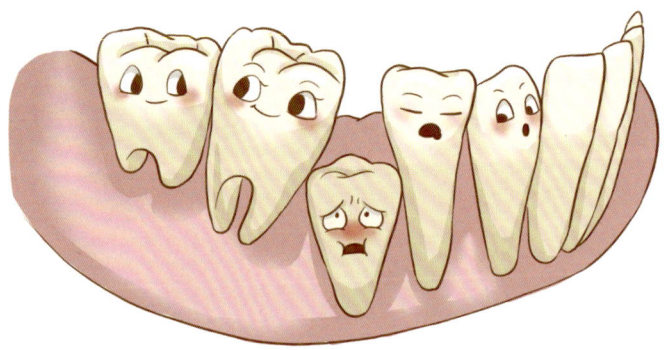

如果乳牙过早脱落,或者由于其他原因不得不提前拔除时,为了预防恒牙萌出间隙不足导致的一系列问题,可以使用间隙保持器来暂时维持住乳牙缺失后留下的间隙。间隙保持器有很多种不同的类型,有的是固定在相邻牙齿上不能取下的,有的是类似于活动假牙一样可以自行取戴的。并不是每颗乳牙早失都需要间隙保持器,具体情况还须咨询专业的儿童牙医或矫正医生。

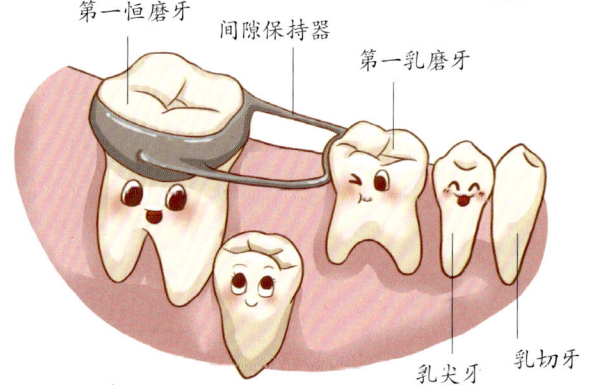

二、乳牙滞留

乳牙滞留是与乳牙早失恰好相反的一类情况，是指对应的恒牙已经萌出而乳牙仍未脱落，或者没有对应恒牙萌出，乳牙一直存留在牙列之中。（最常见的情况就是下前牙的"双排牙"现象，其次是前磨牙先天缺失的情况下乳磨牙未脱落。上前牙也可能从乳牙的舌侧萌出，导致局部牙齿反殆。）

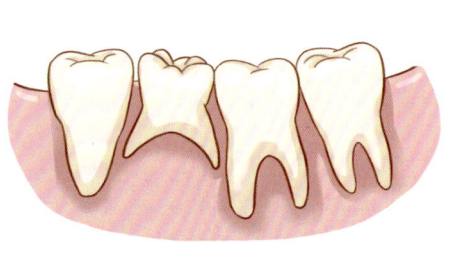 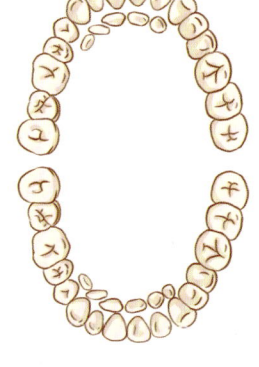

乳牙滞留的常见原因有以下几种：

1. 恒牙的萌出方向异常，导致乳牙牙根吸收不完全，无法自然脱落。
2. 恒牙萌出无力，乳牙牙根吸收缓慢或不被吸收。
3. 先天恒牙缺失。
4. 乳牙根尖周炎导致乳牙根与牙槽骨发生粘连。
5. 食物过于精细，乳牙缺乏足够的咀嚼刺激，难以自然脱落。

乳牙滞留会干扰恒牙的正常萌出，需要尽早处理。当发现乳牙旁边有恒牙开始萌出时，可以先自己用手指感受一下乳牙的松动度。如果乳牙已经有一些松动了，可以先尝试多啃咬偏硬的食物，比如苹果、玉米和甘蔗等，观察1~2周时间，或许乳牙能在进食的过程中自然脱落。如果乳牙一点也不松的话，就需要寻求牙医的帮助，检查排除其他问题后拔除滞留的乳牙。

由于滞留乳牙占据了恒牙的萌出空间，恒牙生长的位置和方向都不够理想，拔除乳牙后恒牙可以在一定程度上朝向正确的位置移动调整，但也不一定能完全自行归位。拔除滞留乳牙的时间越早，这种干预的效果越好。但如果是恒牙先天缺失的话，滞留的健康乳磨牙可以暂不拔除，将它保留在牙列中不仅能行使一定的咀嚼功能，还可以维持住今后镶牙所需的修复空间。

三、恒牙迟萌

左右两边的对称恒牙萌出时间通常比较接近，一侧的恒牙已经萌出，而另一侧迟迟未见恒牙萌出，或者乳牙脱落较长时间后仍不见下方恒牙萌出，这种现象称为恒牙迟萌。

恒牙迟萌的常见原因有：

① 乳牙早失

乳牙早失后牙龈直接承受咀嚼压力和食物的摩擦刺激，质地变得坚韧肥厚，增大了恒牙萌出的阻力。如果可以直接用手指触摸到牙龈下方的牙齿轮廓，只需要切开肥厚的牙龈，解除阻力后恒牙就能顺利萌出了。

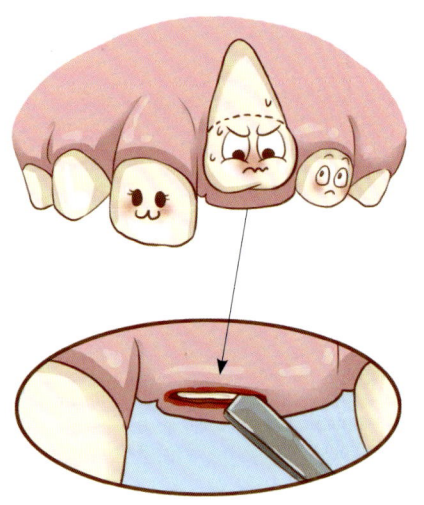

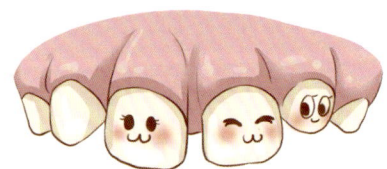

② 恒牙胚发育异常

由乳牙外伤或根尖周炎引起的恒牙发育障碍或恒牙胚错位，无法正常萌出。此时需要借助开窗助萌和正畸牵引才能把牙齿引导到正确的位置上。

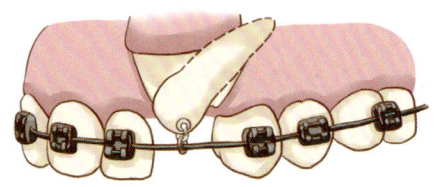

③ 恒牙萌出路线受阻

倾斜的邻牙、多生牙、肿瘤等异物阻挡导致恒牙萌出困难。

④ 全身性因素

营养不良、内分泌代谢障碍等全身性因素可能导致多数恒牙的萌出时间推迟。

如果乳牙脱落较长时间后恒牙还未萌出，则需要到医院检查恒牙的发育情况、位置、方向是否正常，如果过需要干预措施，也是越早进行越好。

四、多生牙

正常情况下乳牙共有 20 颗，恒牙共有 28~32 颗，超出这个正常范围的额外的牙齿，叫做多生牙。多生牙一般呈锥形，牙根较短小，可以长在任何位置，其中最常见的是两颗上颌门牙之间、智齿的末端和前磨牙区域。多生牙会占据其他恒牙的生长空间，导致牙齿排列拥挤、影响前牙美观和恒牙的萌出。埋在牙槽骨里不萌出的多生牙可能会压迫到邻近恒牙的牙根导致牙根吸收，多生牙的牙冠周围还可能形成囊肿。

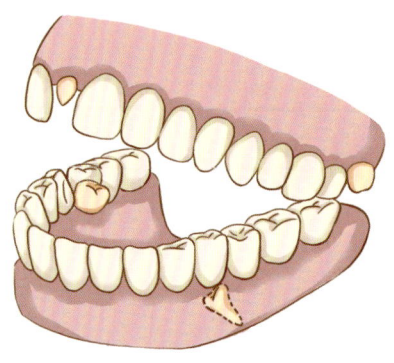

多生牙一般在儿童换牙期间首次被发现，多生牙表现为两颗上颌门牙之间的缝隙无法关闭、上颌前牙迟萌或牙齿移位等等。一旦出现异常情况，应尽早去医院就诊，X 线片检查是最有效的筛查多生牙的方式。已经萌出或引起相关症状的多生牙要尽早拔除，有时还须配合正畸治疗排齐牙齿。对于埋在牙槽骨里的多生牙，如果恒牙都已经萌出，且与多生牙相距较远，可以不拔除，但要定期复查排除其他问题。

五、如何预防

总而言之，儿童换牙是一个漫长的过程，我们需要了解替牙期的自然规律和恒牙的正常萌出时间范围，密切关注孩子的实际情况。最好每半年左右带孩子进行一次口腔检查，以便及时发现问题，尽早采取干预措施。同时在孩子生长发育期间要合理搭配饮食结构，在保证营养均衡的同时还要注意食物不能过于精细柔软。咀嚼粗纤维食物有利于牙齿和颌骨的生长发育，还有助于保持口腔和牙齿的清洁。

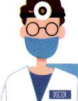

Dr.R 答疑

① 戴了间隙保持器后需要注意什么？

不管是活动的还是固定的间隙保持器，刚戴入的头几天都可能会感觉不太适应、有异物感，一般情况下1周~1个月就能适应。活动式的间隙保持器需要在餐后以及早晚刷牙时取下清洗，固定式的间隙保持器则需要避免进食较硬或黏性较大的食物，以免保持器变形或松动。此外，还需要定期复查拍片检查缺隙下方的恒牙萌出情况。

② 两颗上颌门牙之间的缝一直关不上，应该怎么办？

上颌门牙之间的间隙一般在上颌尖牙萌出后会自然关闭，如果始终有牙缝则需要到医院拍X线片检查两颗门牙之间是否有多生牙存在。另外，唇系带的附着位置过低也会导致上颌门牙间出现牙缝。婴儿时期的唇系带较粗大，附着在牙槽嵴上。一般情况下唇系带的位置会随着年龄的增长逐渐上移，不影响两颗上颌门牙的排列。如果孩子到了6岁以后，唇系带还附着在两颗新萌出的门牙之间，就应该带孩子去医院进行唇系带修整手术，避免影响上颌门牙的美观。

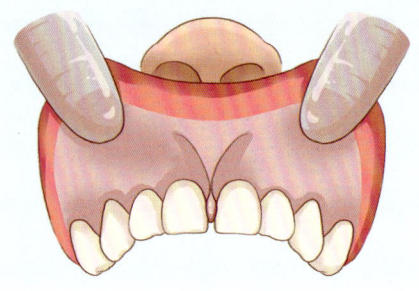

第三节 爱发炎的智齿

小明觉得最近吞口水的时候喉咙有点疼,心想可能是感冒了,问题不大,多喝热水再观察一下。但两天后发现下排牙齿最后面的牙龈肿了,吃饭一碰到就疼,以为是上火了,但喝了凉茶也未见好转。又过两天后,竟然发起烧来,同侧的脸和下颌淋巴结也肿起来了,随后感觉越来越疼,连嘴都张不开了。

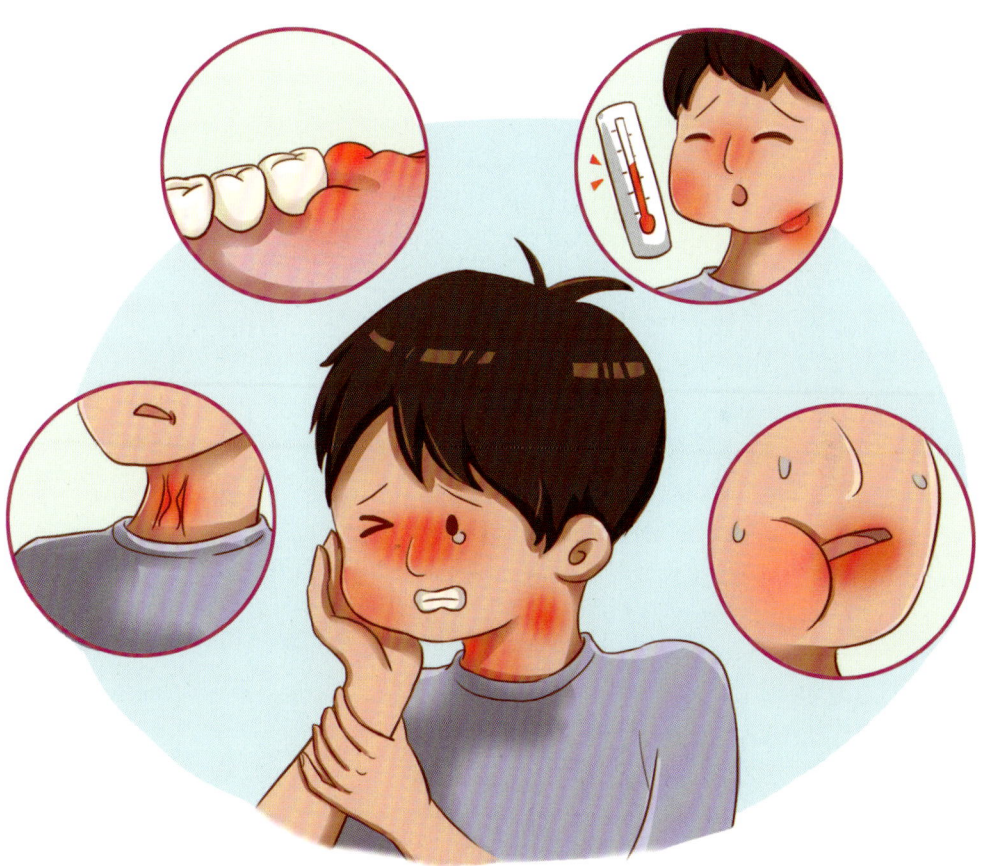

一、智齿发炎

有一种痛，叫做智齿发炎。智齿本该在 16~25 岁期间萌出，但由于没有足够的生长空间，大多数下颌智齿是向前倾斜阻生的，不能完全暴露在口腔当中。牙冠的上方像盖棉被一样覆盖着一层牙龈，咀嚼食物时容易被咬伤。牙龈和智齿之间的空隙像一个口袋，很容易积存食物残渣，日常刷牙和漱口难以清洁干净，是细菌繁衍的天堂。当我们身体抵抗力下降或细菌毒力增强时，智齿周围的牙龈就会发炎肿痛，这就是智齿冠周炎。

智齿冠周炎急性发作时会出现牙龈肿痛、同侧吞咽疼痛、下颌下淋巴结肿大以及不同程度的开口受限等症状，有的人还会出现低热、精神不振等全身症状，若不及时控制，炎症继续扩散会导致面部和颈部肿胀，严重时甚至压迫呼吸道导致窒息。慢性的智齿冠周炎只有轻微的牙龈肿痛不适，但像一颗不定时炸弹一样，随时可能被诱发进入急性发作期。

智齿发炎时应保持口腔清洁卫生，并尽快到医院就诊，医生会对发炎的龈袋冲洗上药，控制局部炎症，如果已经形成脓肿还需要切开排脓，配合口服抗生素类药物才能快速消炎止痛。如果是垂直向生长、将来可以行使咬合功能的智齿，可以切除覆盖在智齿上的牙龈，帮助智齿萌出，减少冠周炎的发生率。如果是倾斜阻生或反复发炎的智齿，则最好在急性炎症消退后拔除。

二、智齿引起的其他问题

① 邻牙龋坏

大部分阻生智齿的牙冠顶在前一颗牙的颈部形成一个夹角，容易嵌塞食物，很难彻底清洁，是口腔里的卫生死角，智齿和相邻牙齿的患龋风险都大大增加。

❷ 压迫邻牙牙根

位置更深的阻生下颌智齿向上萌出时可能会压迫到前一颗牙的牙根，导致邻牙的牙根和周围牙槽骨的吸收。

❸ 导致牙列不齐

前倾生长的智齿萌出时推挤邻牙，使原本整齐的牙齿变得拥挤、排列不齐。

❹ 形成含牙囊肿

还有一些完全埋伏在颌骨里的智齿，被牙囊组织包住（就像胎盘包住胎儿一样），虽然它们没有萌出到口腔内，也没有出现任何症状，但它们会在牙囊内暗中缓慢膨胀生长，压迫邻近的牙槽骨导致吸收，结果长成了良性的骨内肿物，我们称之为"含牙囊肿"。

❺ 引起口腔黏膜的疾病

萌出正常的磨牙是处于牙尖和窝相对应的一种杵臼式的研磨关系，但是当智齿位置萌出不正时，它的牙尖却对着周围的牙龈、颊黏膜、舌黏膜等软组织来"发脾气"，反复摩擦或咬伤牙龈、舌头或颊黏膜，这就很容易在进食时导致创伤性溃疡。这种长时间的反复刺激可能会导致黏膜白斑等口腔黏膜病变，更严重的还可能会诱发口腔黏膜的癌变。

三、智齿的预防性拔除

大部分的智齿都是需要拔除的，只有以下的少数例外：一是完全埋伏于骨内、与其他牙齿不接触，并且没有其他症状的智齿可以保留，但仍须定期复查；二是完全正常萌出、与对颌智齿建立了良好咬合关系的智齿可以保留；三是有磨牙无法保留的年轻人，有些情况下可以通过正畸治疗将智齿向前牵引作为替补，关闭缺牙间隙。但是，就算你长了一对"根正苗红"的好智齿也不可掉以轻心，因为智齿的位置在口腔的最后面，日常清洁难度很大，很容易连累邻牙产生龋坏、牙髓炎、根尖周炎、牙周炎等问题。智齿就像一个班级里调皮捣蛋的学生，自己不好好学习，还要影响同桌学习。

鉴于多数智齿没有咬合功能，还可能引发一系列并发症，美国、澳大利亚等发达国家提倡，在 25 岁之前预防性拔除没有症状的智齿，将一切风险扼杀在摇篮之中。但也有学者认为没必要拔除没有症状、不影响健康的智齿，毕竟智齿拔除手术本身也有一定的风险，包括术后的疼痛、出血、感染、神经损伤等等。牙医通常会建议备孕期的妇女预防性拔除生长不良的智齿，因为智齿冠周炎在孕期的发病率比正常人高出数倍，若是在孕期发作起来又不能拔牙，只能保守治疗，十分痛苦，还会影响自己和宝宝的健康。

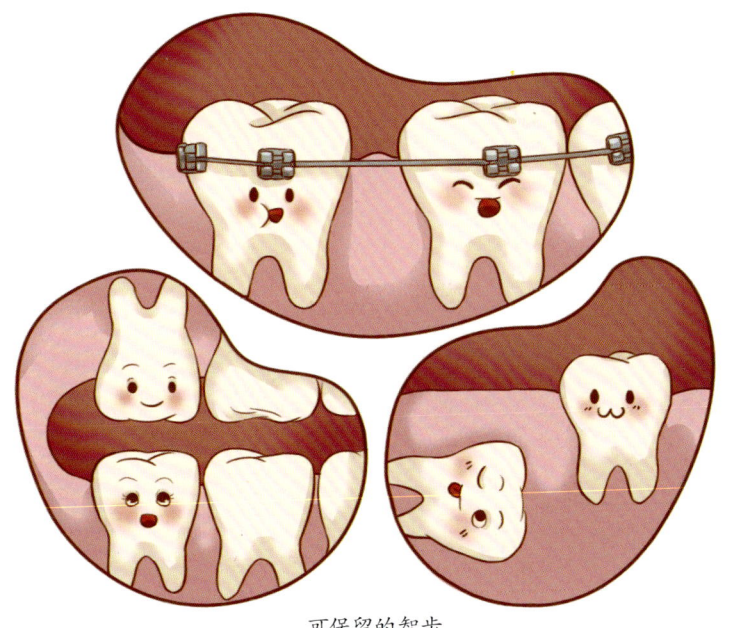

可保留的智齿

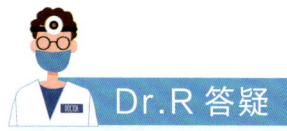

Dr.R 答疑

❶ 为什么拔下颌的智齿比上颌更疼？

一般情况下，拔上颌智齿比下颌智齿更简单。因为上颌骨的密度比下颌骨更低，上颌智齿的后方没有太大的骨阻力，而下颌智齿后方的下颌骨比较坚硬。再加上下颌智齿大部分是倾斜的，有时候还埋藏在牙龈和牙槽骨下面，需要切开牙龈、磨除一小部分周围的牙槽骨，将智齿分成小块后逐步拔除，操作时间更长，术后反应也相对更重一些。

❷ 拔智齿可以瘦脸吗？

脸颊的轮廓和宽度主要由下颌骨的形态以及颊部脂肪的厚度决定，智齿生长在颌骨内，对于脸颊没有明显的支撑作用，而且智齿萌出的时候下颌角已经基本发育成型了，拔智齿是不能改变脸型的。有人觉得拔完智齿后脸变瘦了，可能是因为拔牙后因疼痛进食减少，只用另一侧咀嚼，拔牙侧的咀嚼肌会萎缩变小，从而产生了瘦脸的效果。一段时间之后恢复正常饮食和咀嚼，脸型就又恢复原状了。

❸ 拔牙前需要注意些什么？

1. 智齿冠周炎急性期不能拔牙，需要服用抗生素和抗炎药物将炎症控制之后才能拔除智齿。

2. 拔牙当天记得吃早餐，空腹时在注射麻药和拔牙过程中可能出现低血糖晕厥，这对自己和医生来说都是一种惊吓。

3. 女生月经期不建议拔牙，目前对于月经期拔牙是否会引起代偿性出血还存在争论，但是为了避免让自己承受双重疼痛打击，还是换个日子吧。

❹ 拔牙后需要注意些什么？

1. 棉球咬紧 1 小时左右，2 小时后再喝温水或冰水，切记不能使用吸管来喝水！

2. 拔牙后 24 小时可以冰敷拔牙侧的脸颊，有助于减轻肿胀。

3. 避免拔牙窝内的血凝块松动脱落：不能用舌头舔、吮吸拔牙的伤口；24 小时内不能刷牙漱口；口水全部咽下去，往外吐口水的动作不利于止血；不能剧烈运动。

4. 尽量进食温凉的半流质食物，避免太烫的食物和水。

5. 48 小时内口水里有一些血丝是正常的，不必担心。24 小时后可以轻轻刷牙，3 天左右等伤口不怎么疼了就可以正常刷牙，保持口腔卫生。

6. 拔牙的创口在 1 周左右初步愈合，术后疼痛逐渐减轻。如果拔牙后 3~4 天突然出现剧烈的疼痛，则需要及时复诊就医，检查拔牙窝是否有感染等情况。

第四节 错𬌗畸形

小薇小时候活泼开朗,笑起来眼睛弯得像月牙,大人们都爱逗她笑。刚开始换牙的时候,就算门牙缺了两颗也不妨碍她灿烂的笑容。可是后来长出来的牙齿越来越不整齐,她一笑就会有人说"你的牙齿怎么长这样,好丑啊"。渐渐地,小薇也觉得自己的牙长得不好看,在想笑的时候会抿嘴遮住牙齿,或者用手捂住嘴巴,变得不再像从前那样自信、爱笑了。

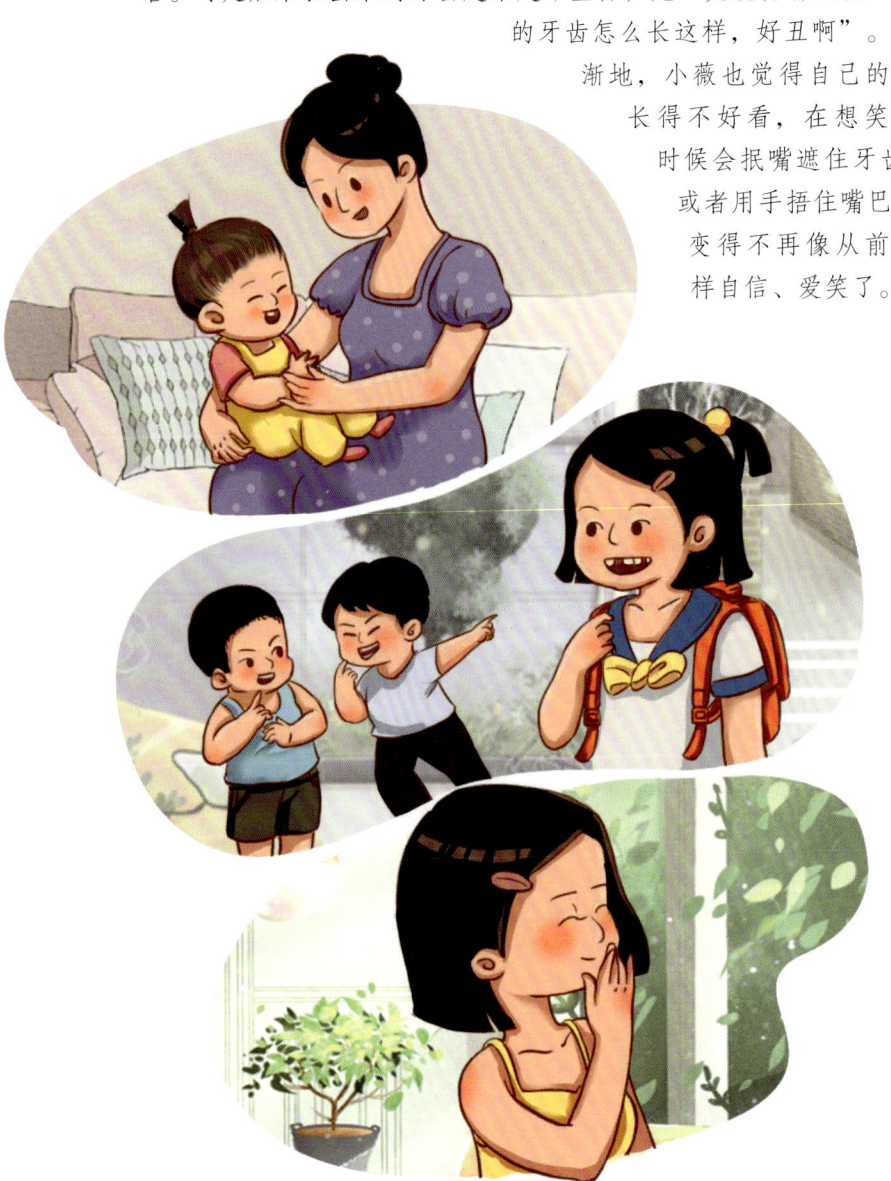

一、错𬌗畸形的表现

错𬌗畸形是一个很大的概念，简而言之就是儿童在生长发育过程中由于各种原因导致的牙齿、颌骨和面部的不协调。错𬌗畸形在生活中很常见，但同时又很容易被忽视。最近一次的口腔流行病学调查结果显示，我国人群中错𬌗畸形的发病率高达 72.97%。错𬌗畸形有个最直观的表现就是影响颜值，牙齿的排列不仅与面部美观息息相关，上下颌骨的发育情况和位置关系更是直接影响侧貌轮廓。

教科书般理想的咬合关系在现实生活中可谓是凤毛麟角，绝大部分普通人都存在轻微的错𬌗畸形，但并不妨碍正常的生理功能，这些都可以归纳到广义的"正常𬌗"范围当中，叫做"个别正常𬌗"。牙齿排列整齐、咬合关系良好是口腔健康的重要标准之一。

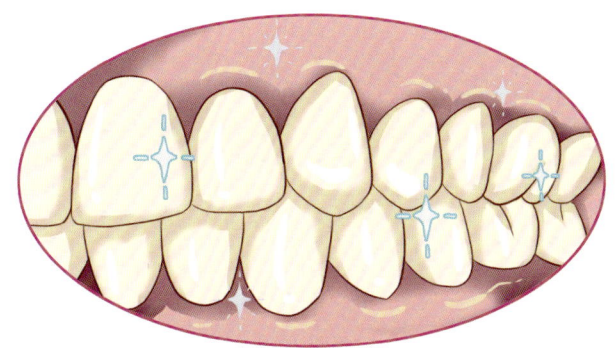

而严重的错𬌗畸形可直接影响到口腔的正常功能，包括咀嚼、发音、吞咽甚至是呼吸，还会影响容貌外观，造成心理障碍，小薇就是因为不整齐的牙齿失去了自信和笑容。应该怎么办呢？大家在日常生活中见过牙齿上粘着"金属钉"和"钢丝"的人吗？这就是正畸治疗中的一种方式，通过有弹力的弓丝和粘在牙面上的托槽来排齐牙齿、矫正错𬌗畸形，重建健康、自信的微笑。

正畸治疗使用的矫治器有三大类：唇侧矫治器、舌侧矫治器和隐形矫治器。唇侧矫治器将托槽和弓丝固定在牙齿的外表面；舌侧矫治器将托槽和弓丝固定在牙齿的内表面，不影响外侧的美观；隐形矫治器是用透明的特殊材料制作的牙套，包裹在牙列上，每 1~2 周更换一副，慢慢改变牙齿的位置，患者可以自己取戴。伙伴们可以根据自己错𬌗的严重程度来选择其中一种治疗方式，如果选择了前面两种方式，一定要更认真地把牙齿刷干净，避免进食过韧、过硬和黏性食物；如果选择了最后一种方式，费用会贵了不少哦，值得强调的是，因为它是需要伙伴们自行摘戴的，所以一定要自律，坚持按医嘱戴够时间才有效果。

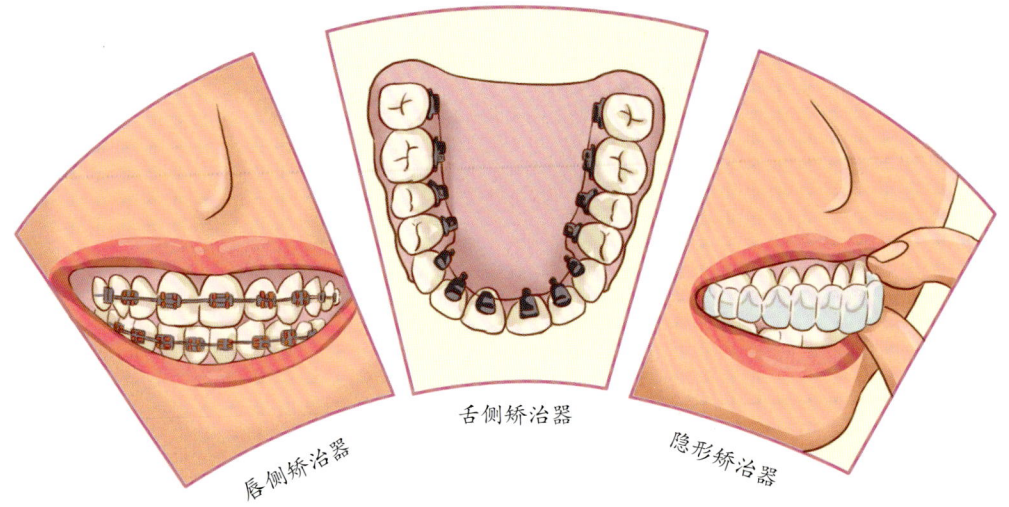

唇侧矫治器　　舌侧矫治器　　隐形矫治器

二、错𬌗畸形的分类

常见的错𬌗畸形有以下五种。

1 牙列拥挤

正常的牙列形态是牙齿整齐排列所形成的一个圆滑过渡的"U"形，牙列拥挤表现为个别或多颗牙齿不整齐、错位排列，是最常见的一类错𬌗畸形。当牙弓的长度与牙齿的大小不匹配时，牙齿就无法整齐地排成一列。简单来说，"瓜子脸"和"国字脸"，一个脸小，一个脸大，但牙齿的颗数是一样的，牙齿在"国字脸"上可以顺利地排整齐，在"瓜子脸"上可能就只能将就着挤在一起了。错位的牙齿可能会干扰正常的咬合，也会妨碍日常清洁，引发龋齿、牙周病、黏膜疾病等口腔疾病。

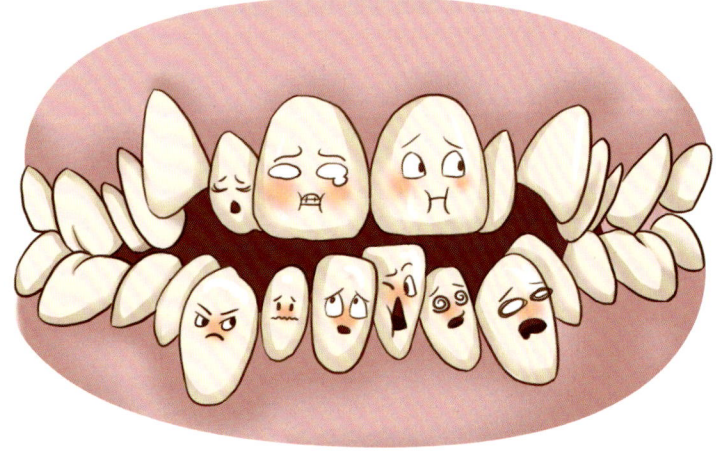

② 深覆𬌗

深覆𬌗是指咬合状态下，上前牙覆盖住下前牙的部分超过了下前牙牙冠长度的1/3，是一种上下颌牙弓在垂直方向上的关系异常，咬住牙时几乎看不见下门牙。深覆𬌗限制了下颌的前伸和侧向运动，会加重牙齿的磨耗和颞下颌关节的负担。对美观的影响主要表现为鼻底至下巴的长度偏短，下颌角明显，咬肌发达，也就是人们常说的"国字脸"。

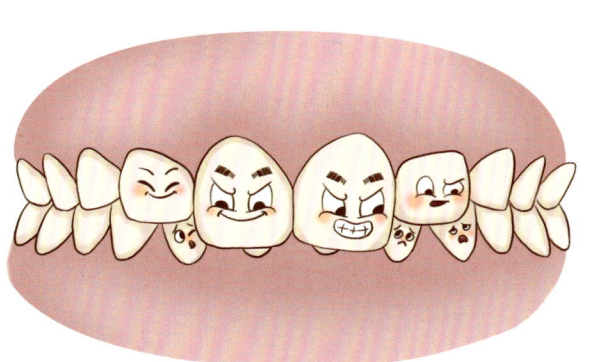
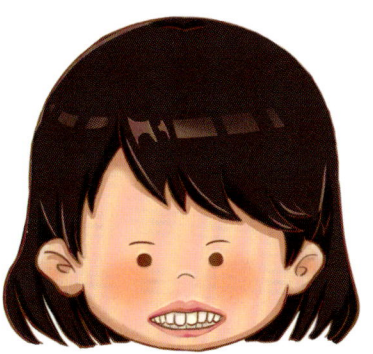

③ 深覆盖

深覆盖是指咬合状态下，上前牙的切端距离下前牙表面的最大距离超过3mm，是一种上下颌牙弓在水平方向上的关系异常。深覆盖也就是俗称的"龅牙"，上前牙向外突出，嘴唇前突，严重的情况下嘴唇无法自然闭合。深覆盖不仅影响美观，前突的牙齿还会增大牙外伤的风险。

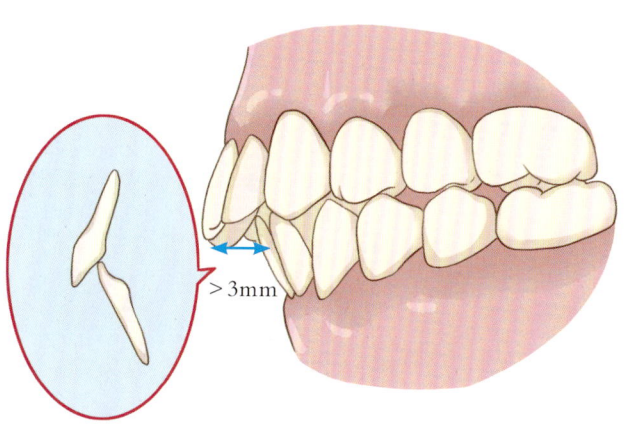

❹ 开𬌗

开𬌗指的是一部分上下相对的牙齿在垂直向上没有接触，丧失了本该有的切割和咀嚼功能，可以发生在前牙也可以发生在后牙，最严重的情况下可能只有最后一对牙齿有咬合接触，其余的牙全都咬不到。

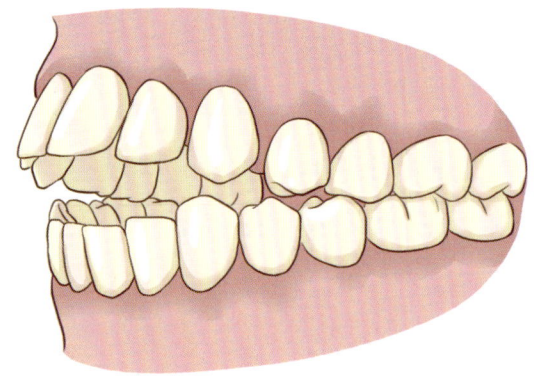

❺ 反𬌗

反𬌗就是俗称的"地包天"，指相对应的下牙咬在了上牙的外面，乳牙列和恒牙列都可能发生，可以是局部牙齿反𬌗也可能是全牙列反𬌗。反𬌗会显著影响颌骨的发育，导致下颌骨发育过度（下颌前突），上颌骨发育不足（面中部凹陷），非常影响容貌、发音和咀嚼功能。前牙反𬌗的数量越多、时间越长，对颌骨发育的影响就越大。后牙反𬌗则会造成下颌中线偏斜，导致下颌骨左右两侧发育不对称，影响颞下颌关节的健康。

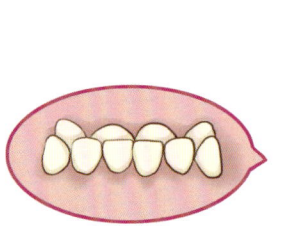
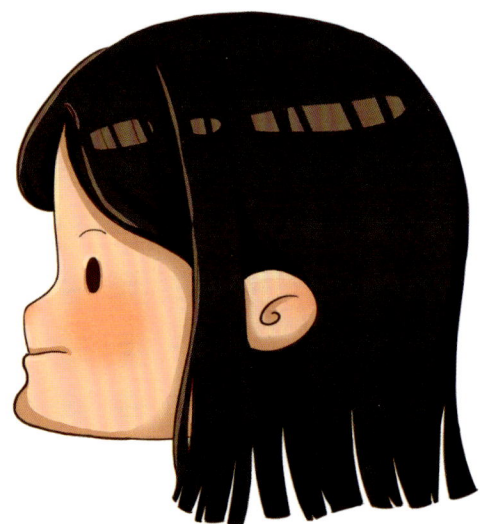

以上几种错殆畸形的分类都是以牙齿作为参照物来进行描述的，而它们可能是单纯由于牙齿的位置异常造成的，也可能是因为上颌骨或下颌骨的形态、大小、位置本身就存在异常，继而出现的牙齿咬合错乱。

如果没有明显的颌面部骨骼发育异常，只有牙齿的位置或排列异常，这种畸形被称为牙性错殆畸形；如果是由颌面部骨骼发育异常引起的错殆畸形，则被称为骨性错殆畸形。骨性错殆畸形对面部协调美观的影响程度比牙性错殆畸形更显著。当我们把焦点从牙齿的咬合关系转移到上下颌骨的相对位置关系时，可以把常见的骨性错殆畸形简略地分为以下几种：

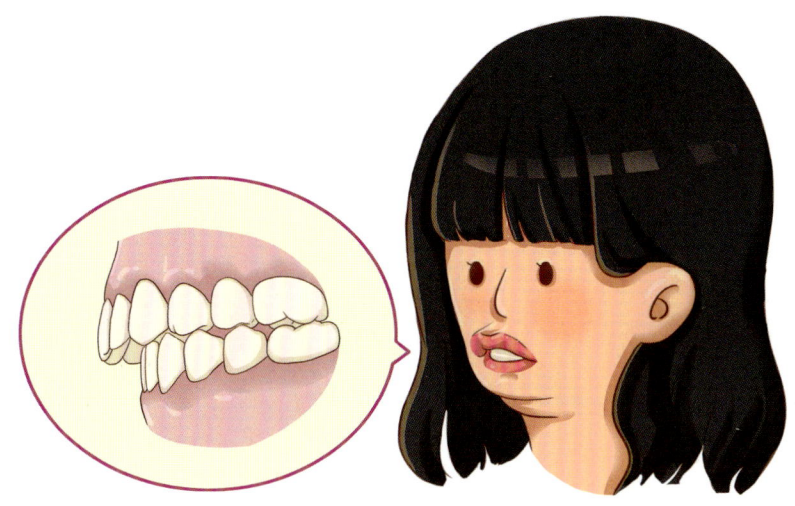

上颌前突（上颌发育过度）

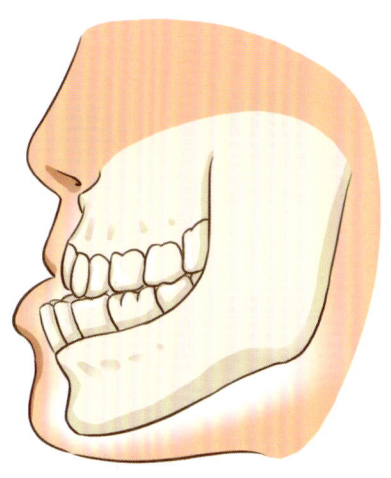

下颌前突（上颌骨发育不足或下颌骨发育过度）

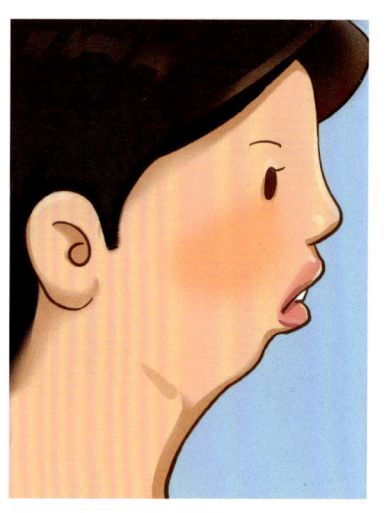

下颌后缩（下颌骨发育不足）

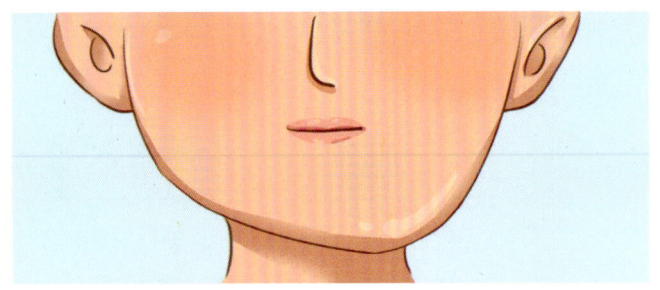

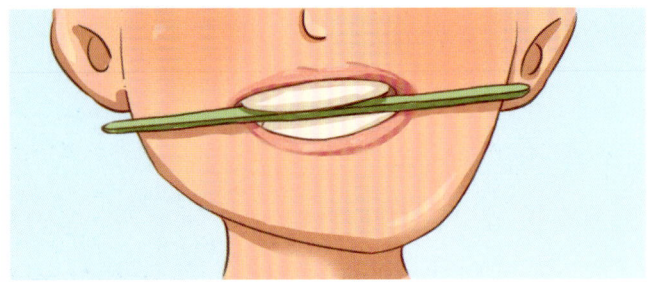

偏颌（下颌骨左右两侧发育不对称）

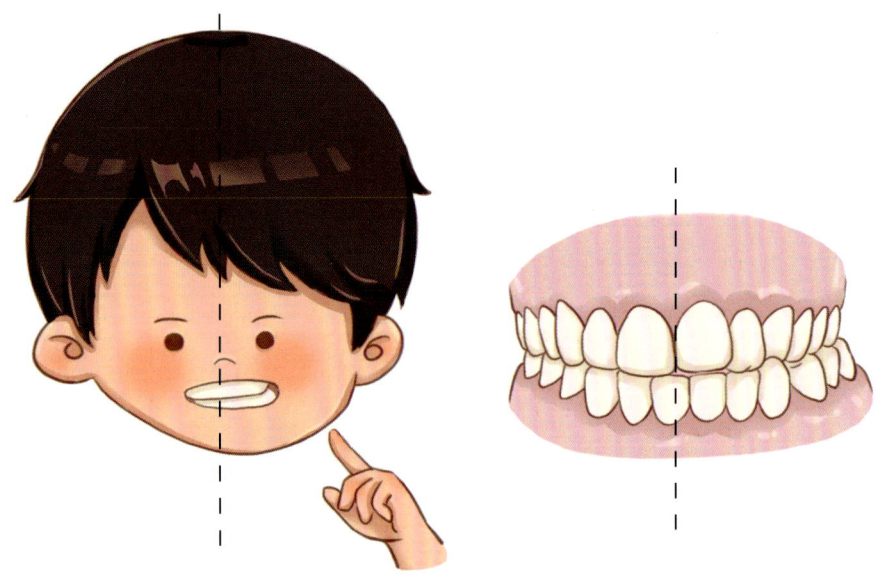

错𬌗畸形的表现多种多样，一个人可能同时存在多种错𬌗畸形，并不只是单纯地表现出其中某一种问题。牙性错𬌗畸形通过常规的正畸治疗，也就是戴牙套就可以矫正。而当颌骨的空间位置不正确时，牙齿即便按照正确的轴向生长，也可能完全咬不到，因此牙齿会代偿性地往能建立咬合的方向生长。治疗骨性错𬌗畸形不仅要通过外科手术改变上下颌骨的形态、大小和位置关系，还要联合正畸治疗恢复牙齿的正确轴向，治疗较为困难，需要的治疗周期也更长。

三、错𬌗畸形的预防

错𬌗畸形是先天的遗传因素和诸多环境因素共同作用的结果，预防要从娘胎里抓起。

① 孕期检查

孕期检查可以了解胎儿的发育状况，积极增加营养摄入，保证有充足的营养供给胎儿。

② 关注乳牙健康

充分预防和治疗乳牙龋，尽量保持乳牙列的完整，如果存在乳牙早失的情况要咨询牙医，做好间隙管理。如果乳牙时期出现反𬌗，在孩子充分配合治疗的情况下，3~4 岁时即可早期干预，避免乳牙反𬌗，限制上颌骨的发育。

③ 关注替牙期

替牙期要多吃粗纤维的、质韧有嚼劲的食物，促进颌骨正常发育。一旦发现有乳牙滞留、恒牙迟萌、多生牙等影响恒牙列正常发育的问题，要及早检查处理，以免错过最佳的治疗时间。

④ 改正不良习惯

具体内容将在下一节中讲解。

⑤ 预防外伤

下颌骨和髁突的创伤可能造成下颌骨发育不足，导致下颌后缩。

⑥ 正畸治疗

处于生长发育期的青少年可以在恒牙萌出后尽早进行正畸治疗，降低成年后手术治疗的概率。

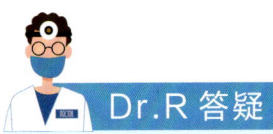

1 乳牙长得不整齐需要早期矫治吗？

乳牙不齐不需要早期干预，家长应该注意孩子的口腔清洁卫生，使用牙线清洁牙齿的邻间隙，预防龋齿。多进食"粗、硬"的食物给予颌骨足够的咀嚼刺激，促进颌骨发育。一般乳牙拥挤的孩子恒牙也有很大的可能出现牙列拥挤，可以在恒牙全部萌出后再进行正畸治疗。

2 什么时间矫正牙齿最好？

在通常情况下，正畸治疗的最佳时机是恒牙完全萌出后，年龄大概在12~14岁之间。这时候牙齿已经定型，但颌骨还在生长发育，牙齿的移动相对更容易一些。但如果乳牙列阶段就存在反𬌗、开𬌗或下颌后缩的话需要在3~5岁进行早期矫治，防止错𬌗畸形的加重。若存在牙列拥挤的情况可以在替牙期的晚期8~11岁进行正畸咨询。

许多家长不能把握最佳的矫正时机，如果存在骨性畸形或可能引起骨性畸形的因素，最好立刻就诊。在无法自行判断的情况下，则建议从3.5岁开始正畸咨询，每年复查一次，绝不错过任何可能的治疗时机。正畸治疗没有年龄的限制，颅面部的发育在成年后才完全结束，如果错过了青少年时期正畸的机会，成年后尽早开始，也是一个好选择。

3 为什么矫正牙齿还要拔牙？

牙列拥挤的根本原因是现有牙弓的长度小于所有牙齿的宽度之和，不拔牙的话就无法排齐牙齿。拔牙是非常成熟的正畸手段，一般情况下，要对称性地拔除咬合功能相对较弱的前磨牙，以获取足够的间隙去排齐牙齿，达到改善美观的效果；当然，专业的矫牙医生不会随意地建议你拔牙，在决定拔牙前，他们会帮你考虑评估功能和美观如何达到统一和协调的效果，然后也会跟你解释拔牙的具体原因。

第五节 影响颜值的不良习惯

明明是双胞胎姐妹，为何长大之后面容差距如此大呢？这姐妹二人小时候都有张口呼吸的习惯，不同的是左边的妹妹顺利戒除了张口呼吸的习惯，而右边的姐姐持续张口呼吸十年，姐妹二人的长相也就因为这一个不良习惯产生了如此大的差异。

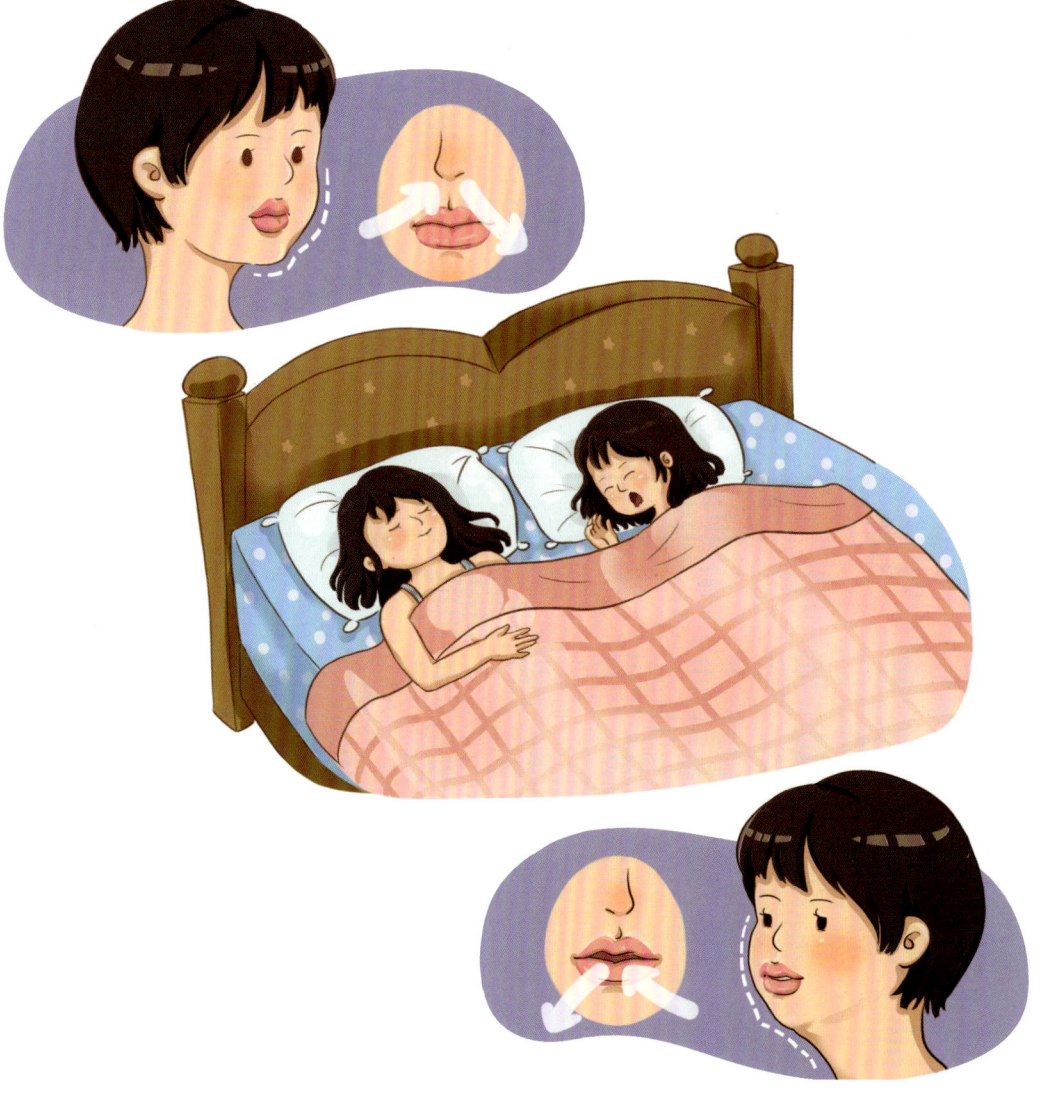

你知道吗，有许多习惯性的小动作在潜移默化中影响着你的颜值，虽然这听起来可能有些难以置信。任何引起下颌运动异常或颌面部肌肉收缩异常的外界因素，只要持续的时间足够长，就可能导致牙齿位置的改变甚至颌面部骨骼的发育异常。这些由于口腔不良习惯或牙齿咬合干扰等因素导致的错𬌗畸形叫做功能性错𬌗畸形。

常见的口腔不良习惯主要有 7 种，包括口呼吸、吮指、咬唇习惯、舌习惯、偏侧咀嚼、睡眠习惯和磨牙。此外，还有不良姿势和长时间奶瓶喂养。它们的共同特点是对口腔颌面系统施加了不正常的力量，作用于颌面部骨骼、牙列、神经肌肉和咀嚼系统软组织，影响它们的发生、生长和发育过程，导致生长发育不能正常进行。我们来具体看看，不同的不良习惯可能会产生怎样的后果。

❶ 口呼吸习惯

大部分口呼吸的儿童都有鼻腔或咽喉的疾病：鼻炎、扁桃体肥大、腺样体肥大。这些疾病导致鼻腔气流不顺畅，只能张口呼吸。虽然人用鼻子和嘴都能顺畅地呼吸，但长期用嘴呼吸，气流冲击上腭会使得硬腭变形、高拱、狭窄，狭窄的上腭不够容纳所有牙齿，牙齿就只能扭转、堆叠在一起生长，造成牙列不齐、门牙前突。有资料表明，因口呼吸造成的错𬌗畸形占 15% 左右。有长期口呼吸习惯的人，看起来嘴唇肥厚，面部表情僵硬。腺样体肥大的患儿可有厌食、消化不良、打鼾、反复憋气甚至憋醒，无法进入深睡眠的表现，造成生长激素分泌不足，影响身体发育，长此以往易导致患儿精神不振和反应迟钝，影响学习。

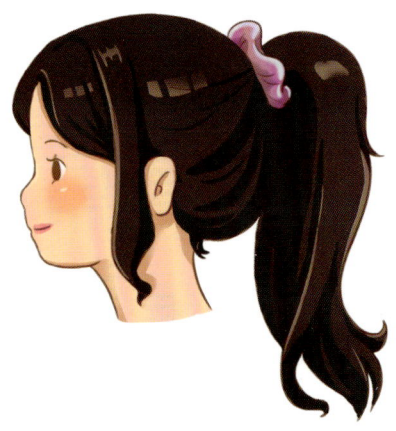
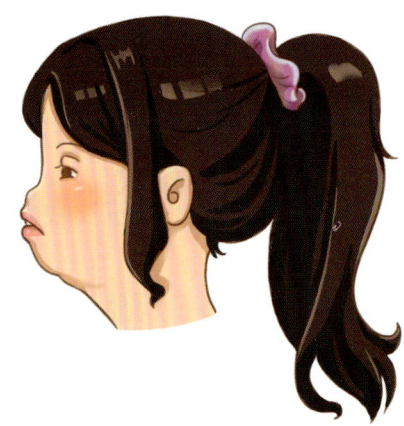

除了面容和牙齿排列改变之外,由于空气没有经过鼻腔的过滤和加湿,病菌、异物由口腔直接被吸入,直接附着于咽喉部,还易诱发呼吸道感染、牙龈增生和口腔黏膜病变。

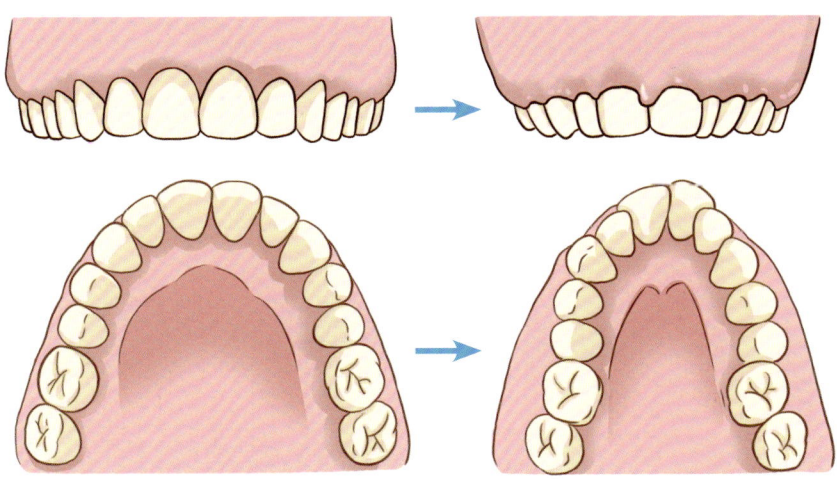

2 吮指习惯

吮吸习惯包括吮指、吮颊、吮唇。

2~3岁前吮指习惯是正常的,此时家长不应盲目阻止。但过了3岁,如果还是长时间、高频率吮吸手指,就会造成错𬌗畸形,且与吮指的部位、脸颊肌肉收缩的张力及吮吸时的姿势有关。例如,吮吸大拇指使牙弓变窄,上前牙往前突,开唇露齿,并可能伴有单侧后牙反𬌗,前牙局部本应该咬在一起的牙齿,形成手指相应形状的开𬌗,同时两只手指粗细不一致。

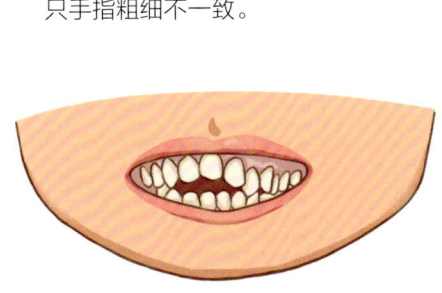
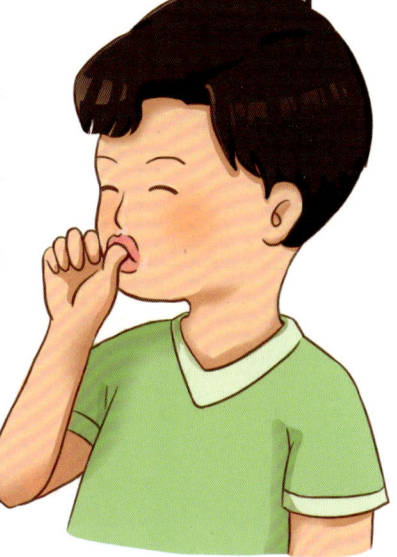

③ 咬唇习惯

咬唇习惯多发生在6~15岁之间，常与情绪、模仿他人有关。包括用上门牙咬下唇、用下前牙咬上唇。

咬上唇时，下前牙咬在嘴唇外侧，受到向前外侧的力，下前牙反𬌗，也就是常说的"地包天"，当下颌骨的生长超过上颌，不受上颌骨限制时，下颌骨继续前突，形成的面形被俗称为"月亮脸"。

咬下唇时，下唇位于门牙里侧，导致上前牙唇侧倾斜移位，上牙之间出现间隙，显得牙列稀疏。同时，夹在中间的下唇压下前牙向里侧倾斜移位，上唇外翘，显得短而厚，呈现出上前牙前突和下颌后缩的样貌。

有时候，上牙萌出时就覆盖在下唇上，此时被动咬下唇，也会形成与主动咬下唇相似的畸形。

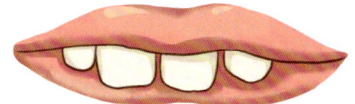 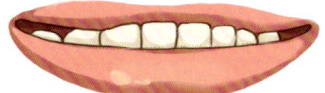

④ 舌习惯

舌习惯是指日常习惯将舌头抵在上下牙之间，或者吞咽时还保持着婴儿时期的吐舌吞咽习惯，甚至表现为轻咬舌头，导致前牙形成舌尖形态的空隙。不能咬合的前牙，丧失了对食物的切割作用，不利于对食物的消化、吸收。

在替牙期，儿童也会不自觉地舔吸正在生长的牙齿。舌习惯和吮吸是导致此期儿童错𬌗畸形的主要原因。

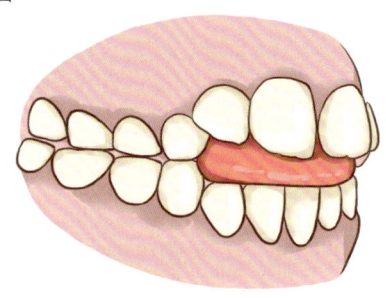

⑤ 偏侧咀嚼习惯或咬物习惯

正常的咀嚼模式应是双侧交替进行，当一侧牙齿龋坏、疼痛、松动或缺失时，我们就只能用另一侧咀嚼。当下颌经常偏向咀嚼侧运动时，该侧的下牙列受到整体向后的咬合力，整排牙齿会一起向咀嚼侧旋转推进，导致下前牙中线向咀嚼侧偏移，颜面左右两侧发育不对称。从正前方看，咀嚼侧的面部比废用侧更大。儿童长期单侧咀嚼会对单侧牙齿造成很大负担，影响牙齿的健康发育。咬物不良习惯则多见思考时，咬铅笔、咬筷子、啃指甲等，在经常咬撬处形成局部小开𬌗畸形。

❻ 睡眠习惯

睡觉时手托一侧腮部，或睡眠时经常用手、肘或拳头枕在一侧的脸下，下巴撑在桌上，还有的孩子含着奶嘴、抱着奶瓶睡觉，这些不良的睡眠习惯和睡眠姿势可阻碍牙列、颌面的正常发育及面部的对称性。

❼ 磨牙

磨牙症根据发生的时间不同，可分为睡眠磨牙症和清醒磨牙症，根据运动的形式可分为磨牙和紧咬牙。

睡眠磨牙症又称为夜磨牙症，是睡着时发生的异常下颌运动，表现为上下牙齿咬紧、磨动或叩击，可发出声音，随之而来的便是牙齿的磨耗。夜磨牙症是一种口腔副功能运动，但是其病因现在尚不明确。通过有很多针对夜磨牙患者心理健康状况的问卷调查结果表明，夜磨牙症与心理因素有关，还与不良的咬合关系有关。儿童和青少年磨牙症的发病率较高，约为 14%~20%，成年人的发病率下降到 8% 左右，65 岁以上人群约为 3%。

磨牙或紧咬牙时产生的咬合力可高达 100kg，远远高于日常进食咀嚼时的咬合力，因此会对口腔颌面部各种软硬组织造成不同程度的损伤和破坏。

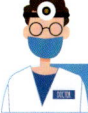

Dr.R 答疑

❶ 出现口腔不良习惯怎么办？

首先，家长要注意并监督儿童自行纠正。例如，杜绝不良咬唇、咬物、吮吸习惯，避免单侧咀嚼和吐舌等不良习惯。

其次，如果不能自行克服口腔不良习惯，则应请正畸医生为其戴用相应的口腔不良习惯破除器，例如舌刺阻止吐舌习惯，进行阻断性治疗；在早期，年纪小的患儿在口腔不良习惯破除后，畸形可能会逐渐自行调整消失。所以对于口腔不良习惯的破除宜积极预防、早诊断、早治疗，错𬌗畸形是发育性的疾病，在早期基本都能康复。如果畸形严重或颌骨生长已受影响，则可能需要成年后进行手术矫治。

❷ 孩子总吃手怎么办？

　　孩子在吃手或安抚奶嘴时，能获得一定安全感，且 0～6 个月是感知发育的关键期，如果发现因为吃手、抓东西吃、抓伤脸而给孩子戴上手套，使手指活动受到限制，他们便无法通过吃手、抓握等方式来锻炼触觉发育，十分不利。因此不建议家长强行帮孩子戒吃手（安抚奶嘴）的习惯，以免影响孩子心理健康。可以给孩子使用矫治器，如口唇训练器，也叫唇挡，能锻炼上下唇肌肉，维持正常咬合关系。与此同时，可以通过与孩子沟通或转移孩子注意力的方式，逐步帮孩子戒除。

　　如果孩子已经出现了口腔肌肉发育的问题（如大舌头），或反 等颌面部发育问题，家长就有必要带孩子去口腔科，进行口腔肌肉功能训练或矫正牙齿咬合问题。

❸ 打鼾是睡得香吗？

　　打鼾又称打呼噜，似乎是司空见惯的事，但打鼾并不是件好事。一夜呼噜看似睡得很熟，实则睡眠质量不高。打鼾其实是睡眠中呼吸障碍的表现之一，严重时，睡眠状态下上气道反复发生部分或完全阻塞，扰乱正常通气功能和睡眠结构。气道阻塞还表现睡眠中憋气、白日嗜睡、张口呼吸、呼吸费力、卧跪睡姿、反复觉醒等，长时间会导致神经认知功能障碍、心理行为改变、生长发育迟缓及心血管疾病。这种疾病从新生儿到青春期各年龄患病率都很高。

　　打鼾、张口呼吸的原因有很多种，可能是鼻炎引起的，也可能是气道的问题，还有可能是不良的睡眠习惯导致的等等，需要多科室综合去诊治才能搞清楚其中的病因。我们会建议习惯口呼吸的朋友去口腔科、耳鼻喉科等科室检查，以便尽早阻断。

❹ 腺样体肥大有什么危害？

　　腺样体肥大是常见疾病之一，该疾病直接影响睡眠（鼻子不通气，须张口呼吸）、嗅觉（鼻腔的通气引流受限制，阻碍嗅黏膜感知气味分子）、食欲（身体不适感综合导致）。学龄前儿童腺样体肥大、咽鼓管发育不成熟，会诱发分泌性中耳炎，可引起轻中度听力损失，此时儿童处于语言发育关键期，长期听力下降会引起言语发育障碍，影响学习和生活。腺样体肥大导致的口呼吸习惯对牙列和颌面部发育的影响前文中已有详述。如果发现孩子有长期张口呼吸的习惯，就需要到口腔科和耳鼻喉科就诊检查是否存在腺样体肥大，根据腺样体的大小和影响程度决定是否切除，一般在耳鼻喉科进行手术切除。

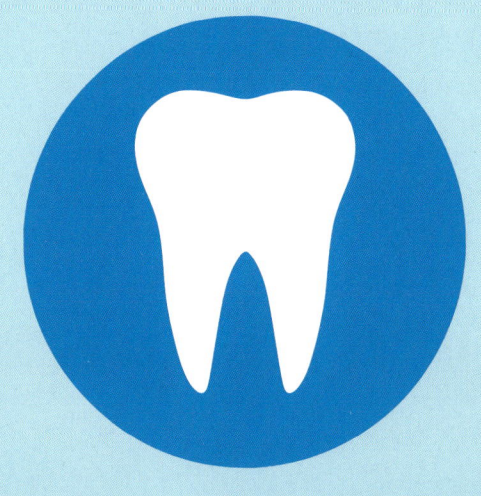

第四章　颞下颌关节

第一节　颞下颌关节

米高曾经是国外有名的大胃王,在一次吃热狗比赛获胜之后,他经常表演狼吞虎咽的绝活。他需要更快更多地进食以博人眼球和喝彩,经常两三口一个西瓜,往嘴里硬塞一个汉堡等等。有一天在吃播进行时,他忽然感觉到耳朵前一阵疼痛……

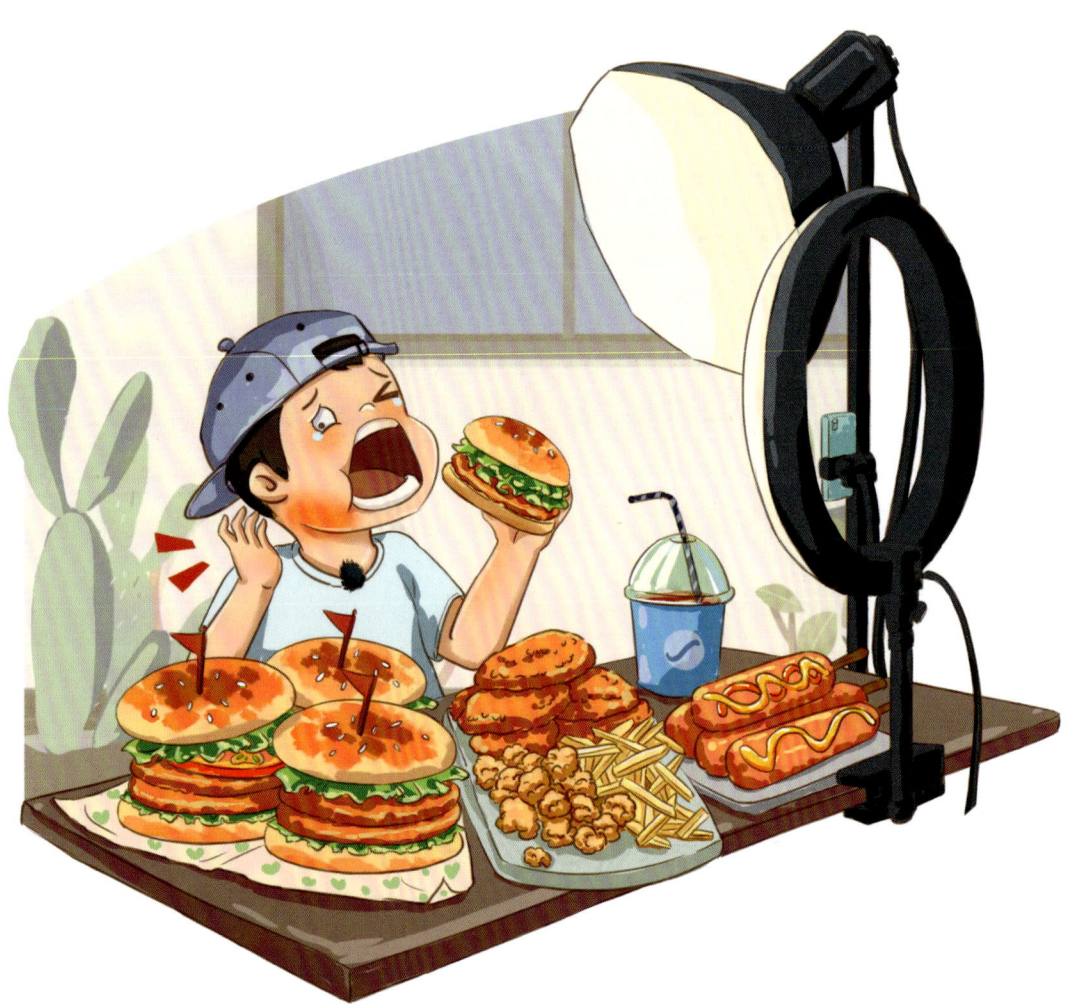

第四章 颞下颌关节

颞下颌关节又称"颞颌关节"或"下颌关节",它的位置在双侧耳朵前,张口时可以触摸到它向前移动,感受到耳朵前凹陷的关节窝,它与发音、咀嚼、吞咽、开闭口等功能息息相关。民间也有人称颞下颌关节为"挂钩",这个挂在颅骨上的钩子部分,学名叫髁状突,它就像一个半圆球,在固定的关节窝里转动和滑动。将小拇指伸入耳道中同时张闭口,也能感觉到髁状突的撞击。为了协调运动和缓冲压力,髁状突和颅骨中间还夹着一块硬币大小的软骨,它像髁突头的帽子,盖在髁突上随着髁突运动。整个关节周围有韧带严严实实地包裹着,参与咀嚼食物的肌肉附着在上面,与韧带一起牵拉着髁突头的移动。你可以感受到它的前后移动,如下图,试试?

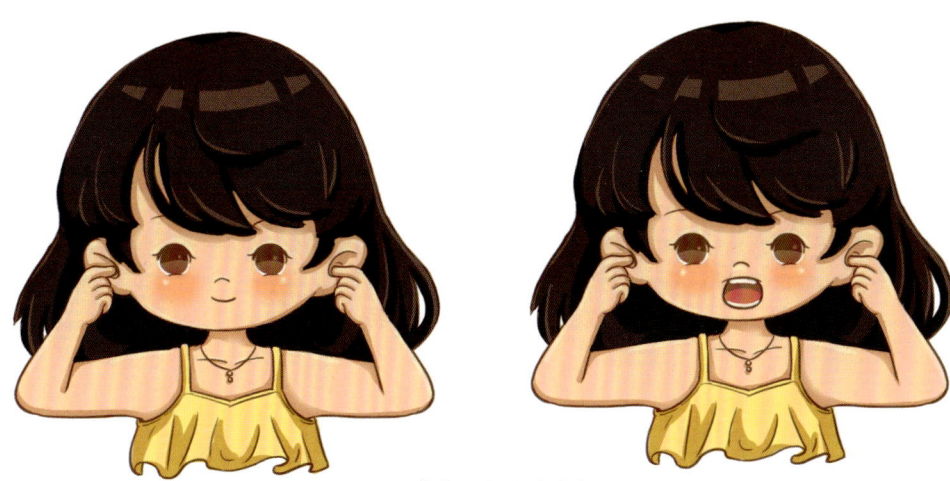

感受髁突头的动度

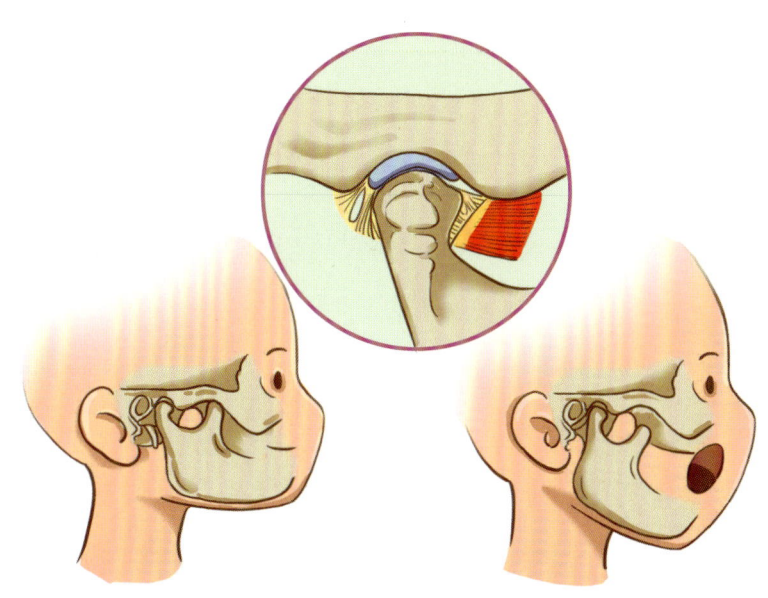

从侧面的剖图可以看到，髁突上方的关节盘，阻止上下硬硬的骨头直接在一起摩擦，起着保护骨的作用。一旦这个硬币磨损、变形、移位或者穿孔，上下骨头摩擦就会有异常的声音，比如捻头发的声音，或者揉搓纸张的声音，并伴有疼痛。这时候一定要及时到医院进行相应的拍片检查。

CT 像透视眼一样看穿表皮下方的骨头，箭头指向了关节内空洞的低密度影和明显的髁突头变形。

第二节 颞下颌关节紊乱病

大家把家里的烟花拿到天台上放，康康发现自己的无人机忘了带，便回头去取。上来的时候，见楼顶烟花爆竹声已经掩盖了欢呼声，她向同伴们奔跑着，眼睛望着头顶的花海，脚底的电线把她重重地绊倒了。只听见砰砰两声，先是膝盖接着下巴着地，她来不及喊出来，只感觉生疼，龇牙咧嘴无法动弹。爬起来以后，她的下巴只留下了一小块擦伤和瘀青，两周以后皮外伤也无大碍。但是从此以后，康康发现自己的下巴相对整个脸来说显得越来越短，虽然这种面容也挺可爱的，但没那么和谐了。

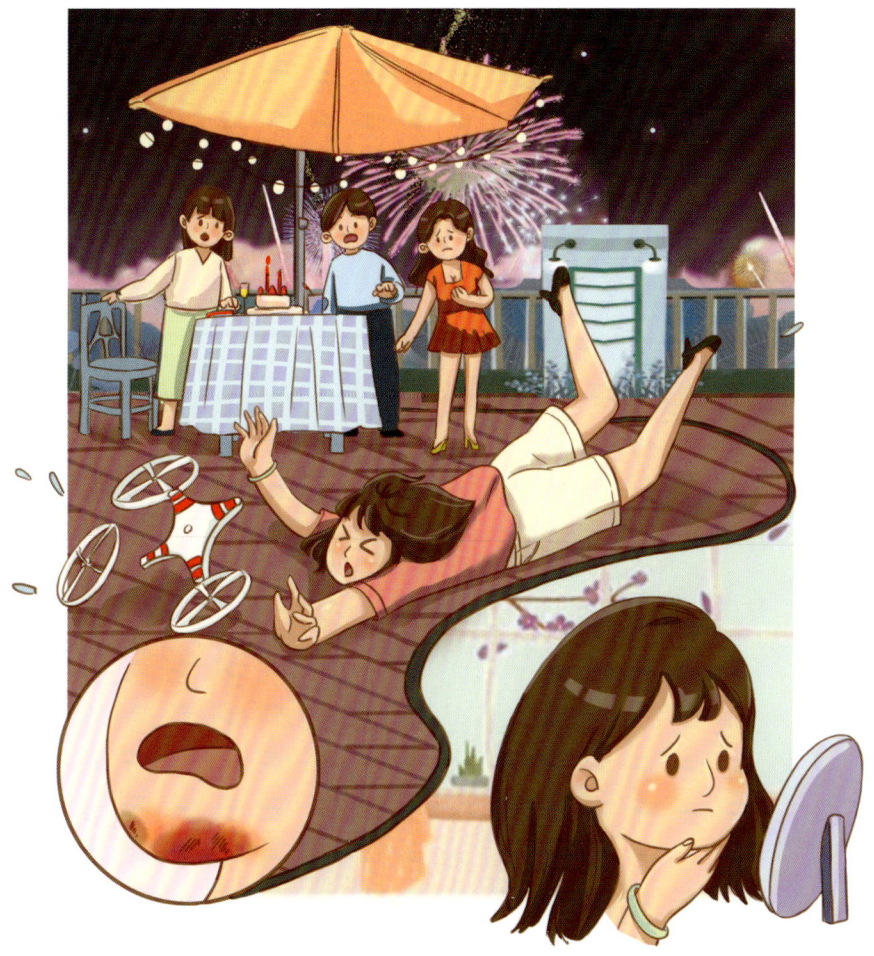

颞下颌关节紊乱病是颞下颌关节疾病中最常见的一类。它累及颞下颌关节或咀嚼肌肉系统，是具有关节区疼痛、关节弹响、张口受限制等临床症状的一组疾病的总称，在人群中的发病率约30%~40%，女性多于男性。它的病因多而复杂，所以目前尚无单一的定论，但普遍认为是多种因素共同作用所导致的结果，主要的因素有以下这些：精神压力大、外伤、打哈欠、长时间张口、寒冷、不良咀嚼习惯、关节负荷过大、牙齿排列关系不佳、长时间的缺失、神经功能失调、自身免疫因素、关节局部结构异常、关节内部创伤及睡眠不佳等。颞下颌关节紊乱病的发病率很高，且病期较长，有的还会反复发作，影响患者的工作和生活，有将近70%的人一生中至少有过一次颞下颌关节不适的情况。

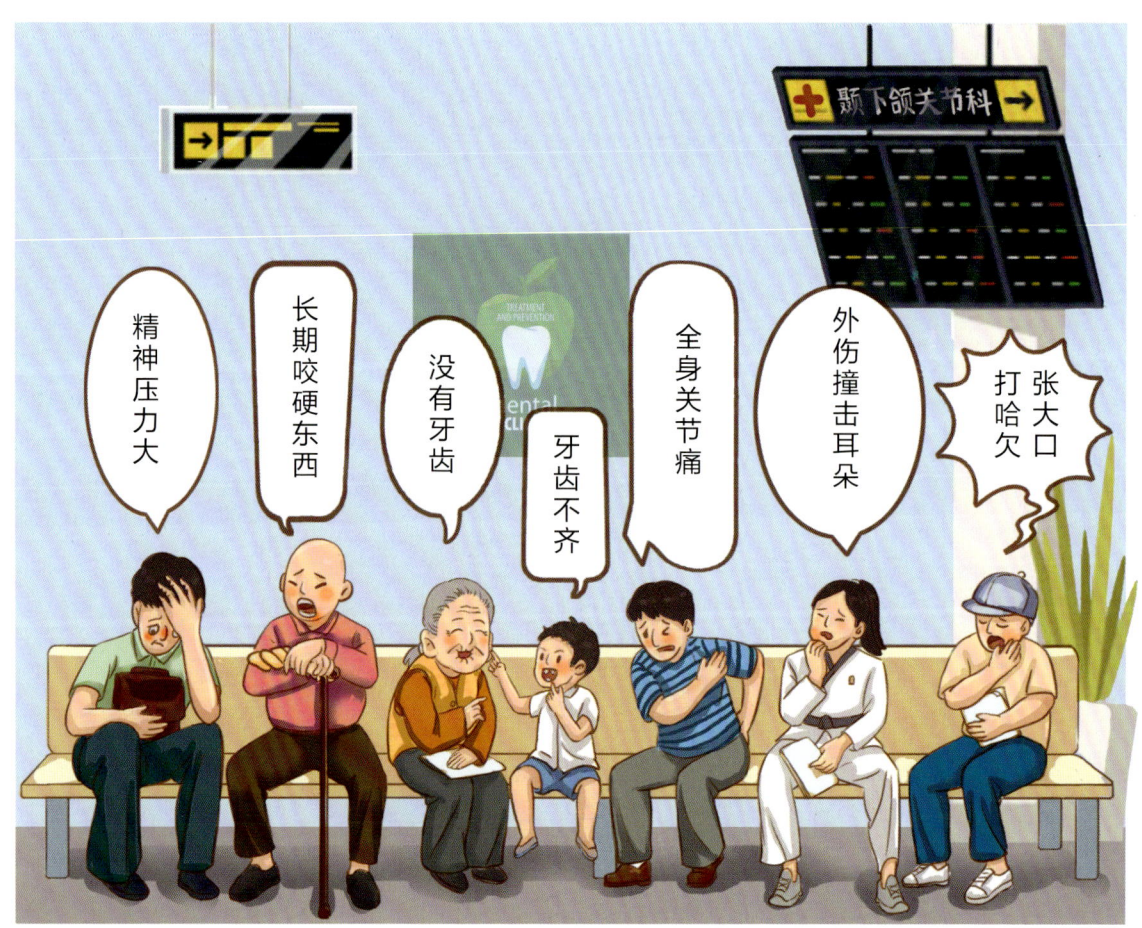

颞下颌关节紊乱病可以分为咀嚼肌紊乱疾病（肌肉痛、肌肉痉挛、功能亢进等）、关节结构紊乱疾病（关节囊松弛扩张、关节盘附着松弛、撕脱等）、炎症性质的疾病（滑膜炎和关节囊炎等）或骨关节炎等。下面我们一起来了解下颞下颌关节紊乱病的保健知识，首先认识下它的患病表现：

一、颞下颌关节紊乱病患者的表现

① 面部肌肉疼或颞下颌关节区疼痛

患者常常是在张口、下巴侧向摆动、咀嚼时，感觉到耳朵前、面部肌肉的疼痛，一般在下巴静止的情况下不会感到疼痛，除非伴有炎症等情况。

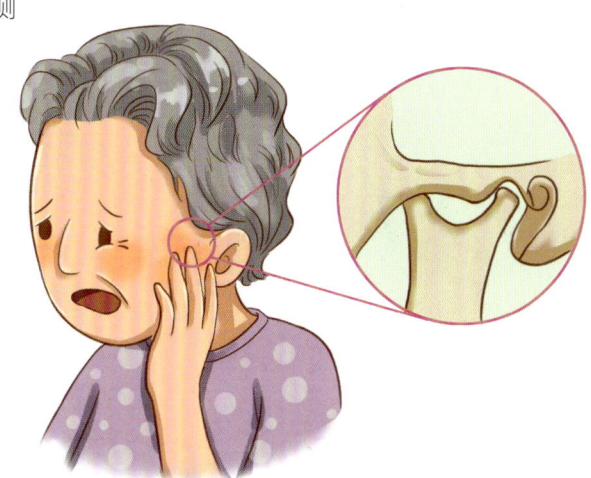

② 张不开口或开闭口有"卡住感"

正常情况下，大张口时上下门牙之间的距离可以达到 37~45mm，我们可以如右图测量自己的张口度：正常情况下上下门牙之间可以容纳自己 3 根手指的第一关节。左右侧方运动为 7~15mm，当出现问题时，下颌骨的运动便没有那么自如了。在自行张口时，患者关节出现弹响后才能张大口；有时还会感到关节暂时被卡住了，需要下巴侧向运动几下，才能张大口。长时间卡住或卡紧时，便很容易感觉到疼痛、张不开口。因此，一旦有关节被卡住的现象出现时，就要及时到口腔专科诊治。

③ 颞下颌关节内有奇怪的杂音

大多数的关节紊乱病患者都会有这样的经历：开口或闭口时听到关节的响声，有些是清脆弹响，有些则像纸摩擦、玻璃破碎的声音。特别是，当这些声音的症状突然消失，并伴有张口度变小的情况时，要及时就医。

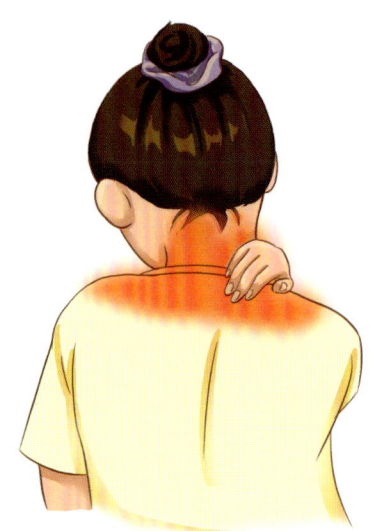

④ 头、肩膀和脖子酸痛甚至头晕

有些颞下颌关节紊乱病的患者不单单只感觉到耳前区痛，还会伴有后脑勺、颈椎或肩背部等部位的疼痛。

二、颞下颌关节常见疾病

① 颞下颌关节紊乱病之——关节盘前移位

同膝关节、踝关节一样，颞下颌关节是人体内最复杂的关节之一。有关节才能活动，颞下颌关节像一个精密的门轴，带动着张闭口运动。当然，关节的运动并不是无限制的，髁状突头戴着关节盘这顶帽子一起运动，前面有关节结节阻挡限制运动的幅度，所以，我们的嘴巴也不可能张得无限大。如果过大地张口，肌肉就可能拉拽着髁状突和关节盘强行越过山坡，到了坡的另一边不能自己返回；也有一种情况是：髁状突与关节盘这顶帽子闹别扭，不同时"出门"，结果导致了头帽分离，从而妨碍了运动。这些时候可能就需要医生帮忙复位，复位后还要在一定的时间内避免关节的大幅度活动。如果是因为髁状突与关节盘这顶帽子闹别扭的原因，必要时就会在牙齿上戴一个塑料的咬合垫来慢慢调解这个别扭，如长时间无法调解好，很可能就要上法庭（手术复位固定）处理了。

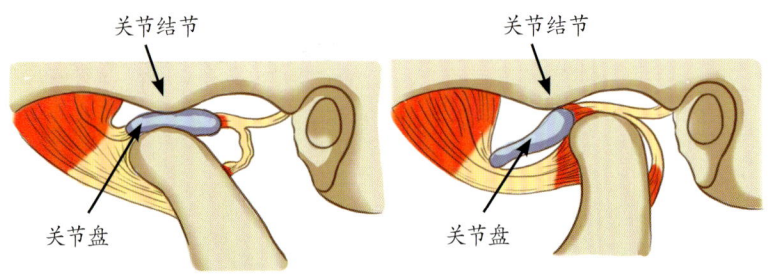

❷ 颞下颌关节紊乱病之——颞下颌关节脱位

颞下颌关节脱位是指大张口时，髁突与关节窝、关节结节或关节盘之间完全分离，不能自行回复到正常的位置。这时我们可以摸到耳前有凹陷、牙齿无法咬合、嘴巴无法闭合、难吞咽，伴有口水外流的表现。这里我们要和关节错位区分开，关节错位表现更多的是张闭口不顺畅，或者张口受限制等。

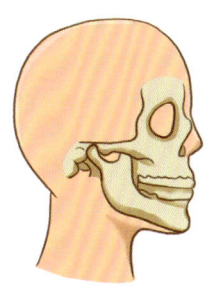 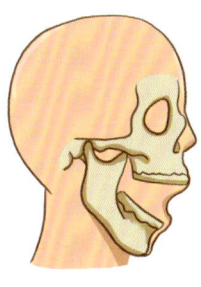 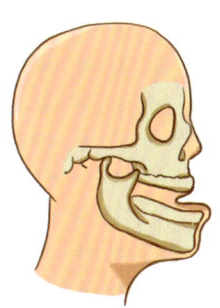

爱护关节的攻略：经常关节脱位的朋友，要特别注意保护，打哈欠的时候尽量控制下巴的活动幅度。没有过关节脱位的朋友，要注意预防，避免过大地张口，避免咀嚼过硬的食物，避免偏一侧吃东西，避免大口啃咬过大的食物，及时缓解心理压力，一旦出现脱位，要及时就医复位并适当限制下巴的活动。

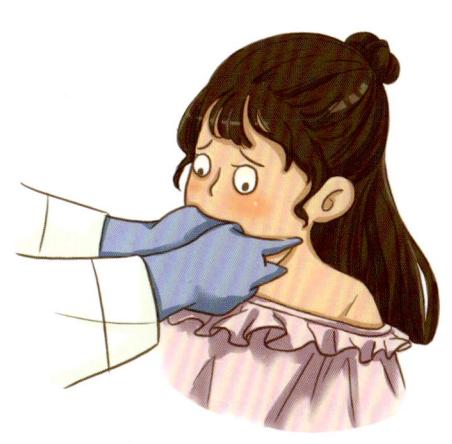 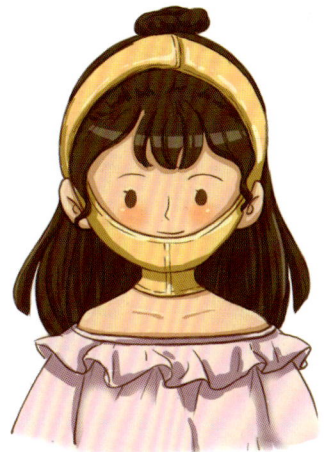

❸ 颞下颌关节紊乱病之——颞下颌关节强直

颞下颌关节强直分为内强直和外强直，简单来说，内强直是指关节内部发生病变，活动度降低甚至固连在一起，外强直则是关节外的软组织和皮肤限制关节活动。

在15岁以前，外伤和关节附近的炎症是目前最多见的引起颞下颌关节内强直的原因。多数在儿童期由于下颌骨损伤，尤其是下巴着地时的作用力冲击了关节，或出生时使用产钳，损伤了颞下颌关节从而引起关节强直。因此，在户外活动的时候一定要小心避免下巴着地，以及避免关节区域受到外部撞击。

关节外强直的常见病因是骨折和烧伤等，造成面颊部组织广泛瘢痕，从而限制了下巴的运动。

颞下颌关节强直有以下症状：

❶ 开口困难

关节出现僵硬不适的症状，不能自主活动，即使用外力强行去掰开上下牙，也无法让开口度变得更大，而且此时关节会感到明显疼痛不适。

❷ 下颌骨发育不足显得下巴短小、偏斜或畸形

这是由于在生长发育期间，外伤、感染导致骨关节粘连、面部皮肤瘢痕组织形成，从而限制了下颌骨的生长，可伴有牙齿不整齐和面部发育障碍。此时应有合理适度的康复运动，切忌强行过度掰动、扭动关节，应在口腔专科医生指导下训练张口。

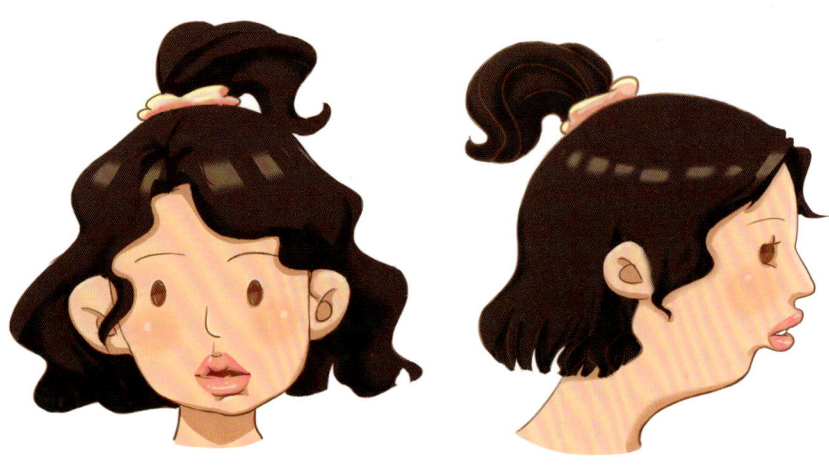

❸ 牙齿不整齐

由于现代食物变得精细，现代人颌骨发育不如从前，而牙齿的大小尚未有明显改变，牙齿就没有足够的空间排成一列，只能拥挤地堆叠在一起。

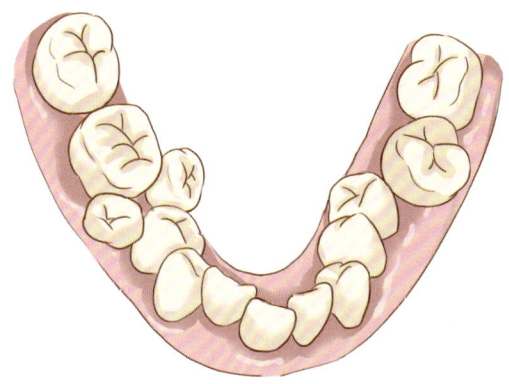

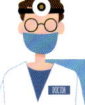

Dr.R 答疑

❶ 颞下颌关节脱位的判断和处理？

一旦发生颞下颌关节脱位，就会表现出下巴像抽屉一样向前下方移出，因口水不能吞咽而导致口水外溢。经常性脱位的患者有时可以自行复位，但更多时候需要口腔科医师协助放松病人的咀嚼肌后才能复位，必要时用绷带限制下颌运动。如反复复位效果不佳或有骨性病变的患者，还需要手术治疗。

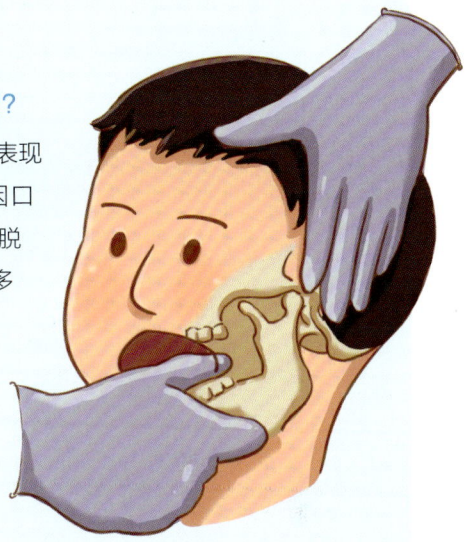

❷ 颞下颌关节紊乱病不治疗是否会加重？

因为人体的适应代偿能力很强，人们曾经一度认为，颞下颌关节紊乱病是不会继续进展的。近年来的研究证实了：超长时间的不良负荷加载，会导致不可逆的关节结构变形或移位，最终发展成为骨性病变。也就是说，鞋子可以挤着脚一会儿，但如果穿着小鞋爬山三年五载，皮肉会磨破，骨头也会变形。如果进行了早期诊断和治疗，就可以停止不良因素对我们颞下颌关节系统结构的破坏。因此，建议早诊断，早治疗，一般通过服药、理疗、咬合垫等保守治疗，就可以防止其加重，否则到后期就很可能需要手术治疗了。

❸ 怎么判断自己有没有颞下颌关节紊乱病？

可以参考正文里提到的患病表现自己检查一下有没有如下症状：张闭口困难、弹响、疼痛、咬东西时耳朵前疼痛。如有以上一种或多种症状，就很有可能患了颞下颌关节紊乱病。但大多数时候，如果能及时纠正去除病因，就可以获得较好的治疗效果。

❹ 生活中应当如何预防颞下颌关节紊乱病？

养成良好的咀嚼习惯。避免撕扯过韧食物，避免咬螃蟹壳等过硬的食物、用牙齿开啤酒瓶盖，避免一口吃半个苹果之类的大开口动作，还要预防外伤，避免长期缺牙而不镶牙。

避免长时间大张口。比如在唱歌时要注意不要过于兴奋地大张口，又如在接受口腔治疗时，了解下治疗时间的长短，和医生沟通，如治疗时间过长，可以在治疗过程中适当闭口休息片刻。

还要避免各种原因导致的紧咬牙，如气愤、寒冷、恐惧等。

有夜磨牙的朋友，要及时就医了解原因，必要时制作咬合垫等预防相关疾病的发生或加重。

最后，不挑食，适当多进食粗纤维食物以刺激骨骼和牙齿生长发育。

❺ 颞下颌关节紊乱病需要做手术吗？

目前保守的治疗仍然是颞下颌关节紊乱病的治疗主流。许多关于颞下颌关节紊乱病的研究表明：随着时间的推移，只要能及时对症处理，它的症状会逐渐得到改善或消失。尽管还没有一种保守治疗被证明始终有效，但在缓解症状方面也有一定的效果，而且这些保守治疗不会造成关节不可逆的改变。当然，有一些病变严重的颞下颌关节紊乱病，还是得配合手术的治疗。

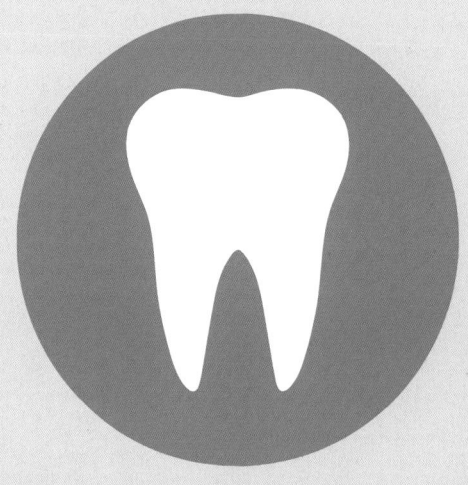

第五章 口腔清洁维护

第一节 牙菌斑

牙菌斑是复杂微生物群落,也就是一大群细菌一起生活的地方。打个比方,如果把牙齿比喻成一个城市,那么牙齿咬合面的窝沟就是细菌定居必争的黄金地段了,除此之外,拥有同样得天独厚优势位置的还有牙龈和牙齿相结合的边缘,舌头上的舌苔也是草丰水美的营养聚集地。就像建房子一样,源源不断、各式各样的细菌依次在这些地方黏附,然后呼朋唤友,同类或不同类的细菌伙伴们层层叠叠地堆积起来,形成了复杂而微小的生态小楼。最早定植于牙面的细菌是链球菌和放线菌,之后更多致病和共生的菌株逐渐黏附其上。时间久了,楼的表面吸收唾液的矿物质,变得越来越硬,就变成了牙结石。而楼的下面,细菌代谢产酸,便能破坏牙齿,凿开微小的裂隙形成龋齿。牙菌斑控制,就是持续摧毁细菌建造的楼房。

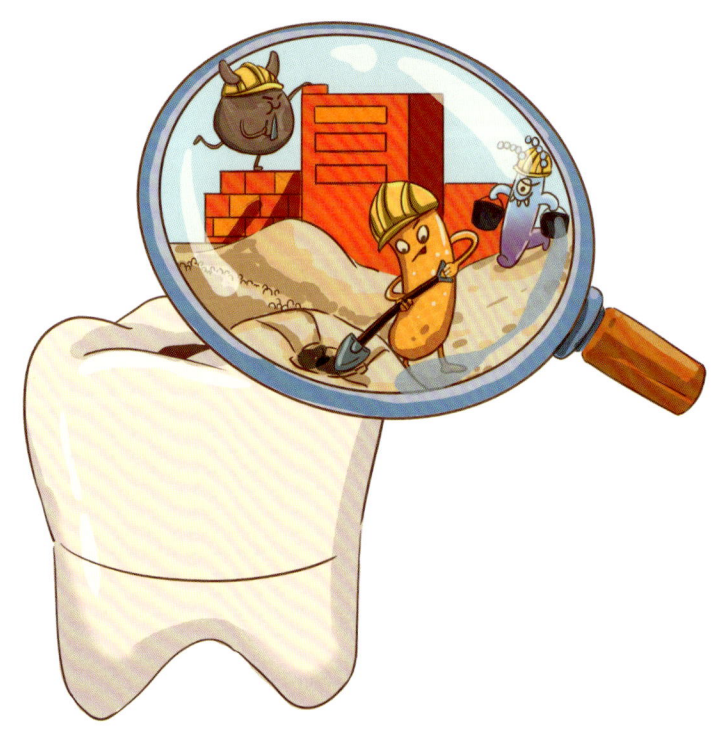

牙菌斑，不但造成龋齿、牙龈炎、牙周病（牙齿松动、牙龈出血等）等，还与全身疾病有一定关系。口腔中的细菌可以通过进入邻近的组织或器官、代谢产物的扩散致病因子进入血液，与慢性胃炎、胃溃疡、细菌性肺炎和心血管疾病存在密切联系，也就是说，平常咱们清除不干净嘴里的细菌，它们就会祸害自己的身体了。

饮食和唾液中含有丰富的营养物质，加上大量的口腔细菌，为牙菌斑的形成提供了源源不断的物资。牙菌斑是各种口腔问题的罪魁祸首，我们不仅要靠自己勤劳的双手，尽量清洁牙面和牙缝的细菌，还需要定期在牙医的辅助下有效地清除牙齿之间死角的牙菌斑和牙结石。

口腔医生通过检查，了解各种口腔疾病的发展情况，就可以采取系统而专业的护理干预措施。而对于老百姓而言，当然是自己积极主动地去预防最好。那么我们平时在家又如何才能做到有效地清除牙菌斑呢？

牙刷是我们最必不可少也是最基本的牙菌斑控制工具，刷牙能够有效去除牙菌斑，对维护口腔清洁和健康具有重要而积极的作用。清洁牙面的同时，刷毛的颤动还能促进局部牙龈的血液循环，对牙龈组织有按摩的作用。公认有效的刷牙时长为 2~3 分钟，每日早晚各 1 次。

随着牙刷消费的升级，越来越多的消费者从注重牙刷的实用性价比转变到追求保护牙龈、深层清洁和清新口气等功能上来。求新、求美的牙刷创新产品市场份额快速上升，在美国的一项调查中，牙刷甚至超越了汽车和电脑，成为人类最有用的发明。市售的商业产品琳琅满目，又该如何挑选牙刷？

电动牙刷、磁疗牙刷、负离子牙刷、指套牙刷等商品名词相继出现，并逐渐进入大众的视野。尽管它们的原理各有不同，但初衷都是采用各种办法破坏细菌与牙齿的结合，使得掌握正确刷牙方法有困难的朋友们，也可以更有效地清洁牙齿。其中，电动牙刷的应用最为广泛，它和手动牙刷均能有效去除牙面菌斑生物膜。电动牙刷在直流电驱动下，带动刷头产生快速旋转或高频振动，瞬间将牙膏分解成细微泡沫，深入清洁牙缝，能在一定程度上提高清洁效率。

第二节 牙刷的挑选攻略

牙刷是你与牙菌斑决斗的兵器,兵器的选购注意点在于杀伤力要强、使用顺手、不会误伤到自己,因此我们需要关注刷头大小、刷毛质地和手柄长度及形状。不论是电动牙刷还是手动牙刷,挑选牙刷有三个标准:

刷毛是否会过硬而损伤到牙龈;清洁的效率和效果;使用起来是否舒适和安全。

首先,应当根据使用对象选择合适的牙刷。牙刷按照适用年龄段区分,有婴儿、幼儿、儿童和成人牙刷。生产商针对不同年龄段的使用习惯和需求,设计了不同的牙刷外形,例如婴儿阶段使用的是指套牙刷,有的儿童牙刷带有防护片能够防止刺伤喉咙,既安全又能激发儿童的刷牙兴趣。

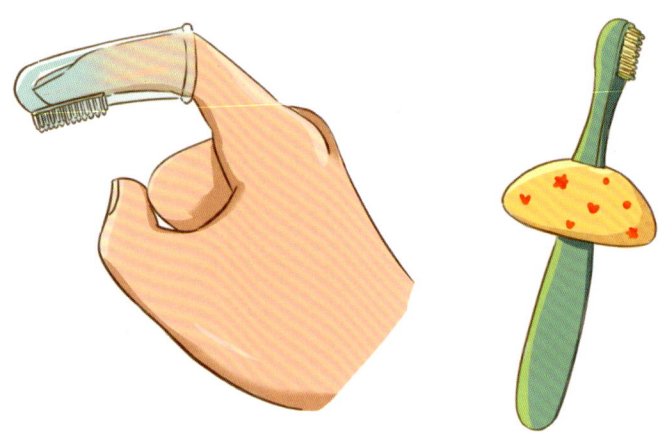

其次,选择合适自己的刷毛。根据质地,刷毛可以分为超细软毛、中硬毛、软胶刷毛、竹炭刷毛、长/短刷毛等,根据刷毛排列方式又可分为波浪形刷毛、交叉刷毛、环状刷毛等。随着科技的进步,刷毛的材质与性能均在不断创新和改进中。近年来口腔医生会告知患者选择小头、软毛的牙刷来针对病变部位进行精细而有效地清洁,但是过于细软的牙刷,清洁力度会有所下降。而硬质刷毛加上不正确的横刷牙方式,则会造成牙齿的磨损。刷毛越硬,刷牙过程中釉质表面的凹陷越大、越深、越多，表面形态越粗糙。大部分人适合大小及刷毛硬度都适中的尼龙牙刷。但是，在牙龈有破损或存在牙本质敏感、口腔手术后有尚未完全愈合的伤口的情况下，应采用成人或儿童的小头软毛牙刷进行口腔护理，甚至可以购头专用的术后牙刷。

对于口内有种植牙或正畸托槽周围需要特别加以维护的患者，可以选择偏硬毛小头单束刷来清洁正畸托槽，选择小头软毛单束刷进行种植牙的护理，并辅助冲牙器等清洁工具进行深度维护。挑选自己合适的刷头大小、刷毛材质后，选择圆滑的刷头顶端，最后再按需选择一些附加功能。例如，可以减少刷牙力量的弹力刷柄设计、牙龈按摩和舌苔清洁设计、防滑刷柄设计、椭圆形刷头等等。牙刷的创新和发展日新月异，一些创意产品打破了传统牙刷的外观，变得更加专业化、人性化，有很好的用户体验。

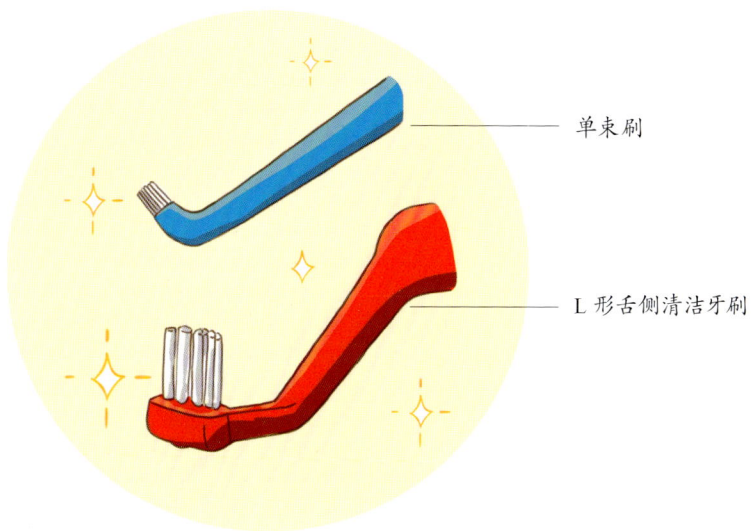

单束刷

L形舌侧清洁牙刷

最后，我们再来看看电动牙刷。1986年国际口腔卫生研讨会得出结论：无论采用什么刷牙方法，电动牙刷都比一般牙刷更能有效清除菌斑。许多比较手动和电动牙刷的研究表明：电动牙刷有轻微优势，能刷到手动牙刷不能达到的邻间隙。偷偷告诉你，就牙医的同僚们自身的经验而言，电动牙刷的便捷程度、趣味、时代感的体验，都是传统牙刷不可比拟的。

电动牙刷的使用方法与手动牙刷有很大不同。电动牙刷不需要使用者做任何振颤拂转动作，只须将刷头放置在牙齿上，停留片刻，再移动到下一颗牙，每个区域的牙齿分舌侧、颊侧和咬合面三个面来刷。

电动牙刷大体有两类：旋转机械式和声波振动式。旋转机械式价格较实惠，是利用电机驱动圆形刷头做高速顺时针、逆时针反复旋转。使用这种电动牙刷与手动刷牙的原理相同，其转速在每分钟8000次，清洁力度好。用旋转牙刷的人比用手动牙刷的人更有效地清除邻间隙的菌斑，但是如果使用不当则对牙齿磨损较大。

声波振动式采用高频振动和摆动，其刷头与普通牙刷外形相似，为长方形。它可以将内部持续而稳定的动能输出到刷毛顶端，刷毛每分钟振动频次可达2万~3万次，有些甚至达到每分钟6万次，使用感受较为温和，通过振动口腔内的水、牙膏等液体产生大量微小气泡，气泡在牙齿周围瞬间爆裂产生高压冲击清洁死角。

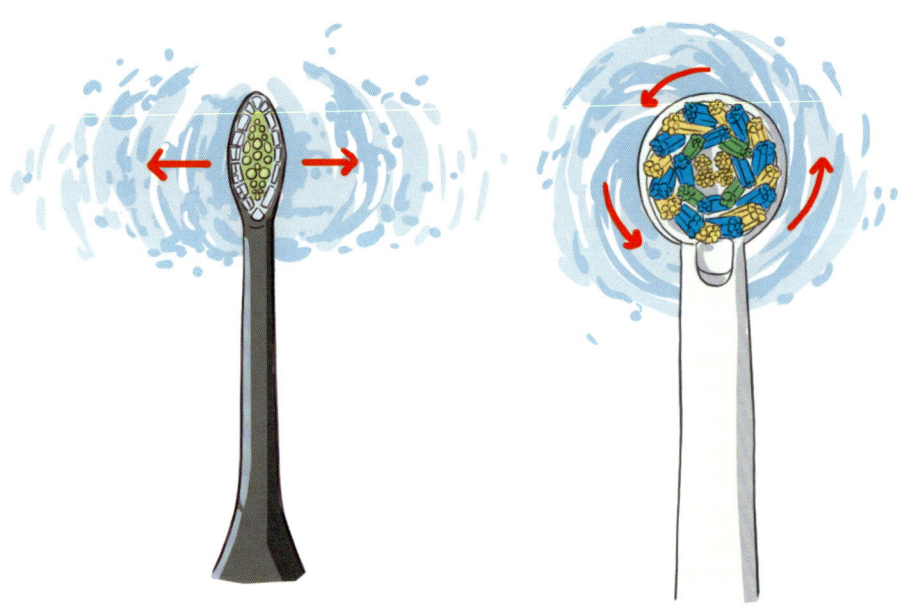

第三节 有效的刷牙方法

牙齿的重点清洁部位在牙龈与牙齿的交界以及牙齿邻面。经典的 Bass 刷牙法为：刷毛尖端朝向牙龈（即上牙向上，下牙向下）轻微加压，与牙面呈约 45 度角，使刷毛进入牙龈沟及邻牙间隙内。以 2~3 颗牙为 1 组，短距离（约 1mm）水平颤动 6~8 次后向牙面拂刷，组组有重叠，确保里面、外面和咀嚼面各面无遗漏。如果牙刷头背后附带舌部清洁硅胶，可以用硅胶轻刷舌面，清除细菌和过厚的舌苔。难以掌握 Bass 刷牙法的朋友可以采用 Fones 刷牙法，用牙刷在牙面打

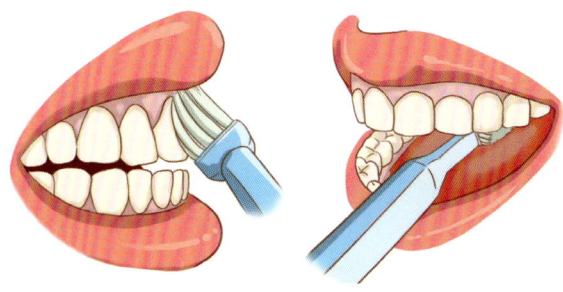

圈依次清洁牙面。正在矫正牙齿的朋友们，唇侧固定矫治器粗糙的表面和托槽、周围的空隙是菌斑沉积的主要部位，可以在每颗矫治托槽周围，以打圈形式刷牙 6~8 次，有利于正畸牙齿菌斑的去除。否则拆掉那些小钢豆腐块的时候，下方的牙面全都会被细菌腐蚀掉，轻则产生脱矿的现象，重则龋坏缺损，非常影响美观。

正畸患者的刷牙方法

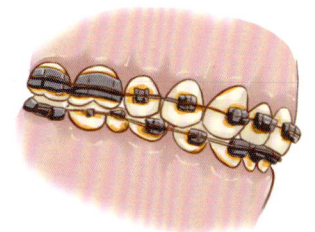

矫治装置不好清洁

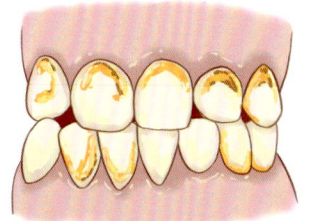

去除附件后的烂牙

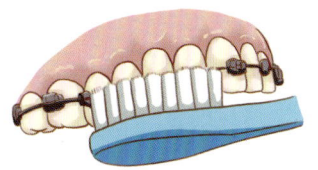

刷矫治配件的下方

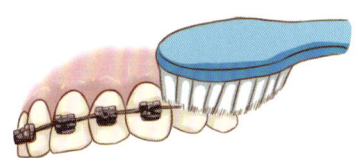

刷矫治配件的上方

第四节 牙膏的挑选攻略

我们日常工作中最经常听到的两句话就是：我每天都刷牙为什么还不干净？我要买什么牙膏、牙刷好啊？看完了前文，对于牙刷的挑选，你应该已经有了答案了吧，那么又如何挑选牙膏呢？

牙膏大致可分为清洁类的牙膏和功能类的牙膏两大类，功能类牙膏可以在清洁干净的前提下，帮你解决另外的一些小问题。普通牙膏的主要成分为摩擦剂、湿润剂、防腐剂、芳香剂、甜味剂、表面活性剂以及黏合剂，而功能牙膏则是在此基础上添加了化学成分，例如中草药提取物、氟化钠、益生菌、球蛋白、止血凝血成分来应对某些问题，或者仅仅只是减轻牙龈出血现象。但是，请千万注意，牙龈出血是身体疾病早期发出的提示信号，如果一味使用止血牙膏，掩盖实际的口腔问题，反而会耽误治疗时机。

牙膏在刷牙过程中最重要的作用是通过其中添加的摩擦剂来增强刷牙时的摩擦力，清除牙面上附着的食物残渣、牙菌斑和软垢。正常情况下，牙医自己从来不会选择药物牙膏，也不会长期使用某一支牙膏或特别昂贵的牙膏，基本上在熟知的品牌中随意挑选即可。但是，有些特殊情况需要特殊考虑。例如，口腔溃疡发生时，牙膏中的某些成分可能刺激创面，如十二烷基硫酸钠、月桂基硫酸钠、三氯生、调味剂、水合氧化硅、酒精、过氧化氢等，这时应暂时避免使用含有以上成分的牙膏。

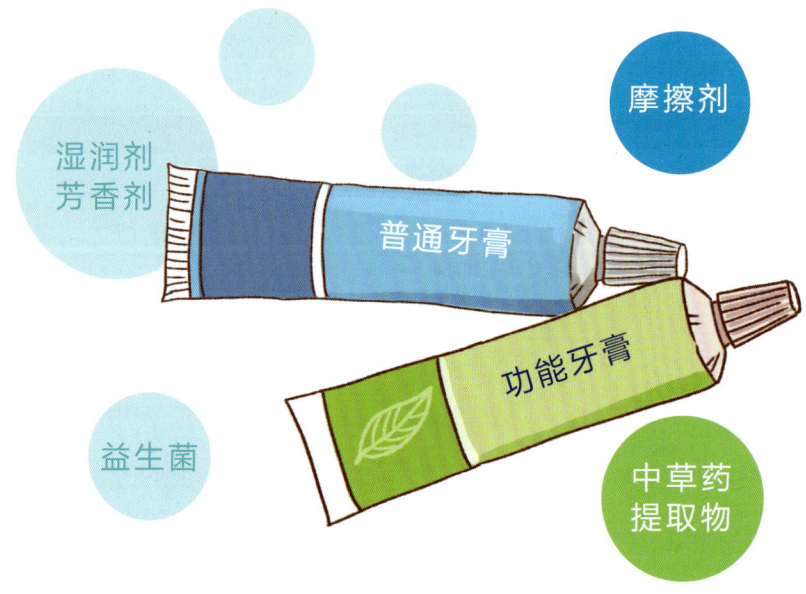

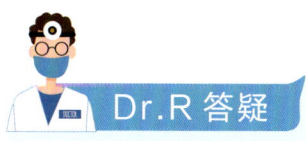

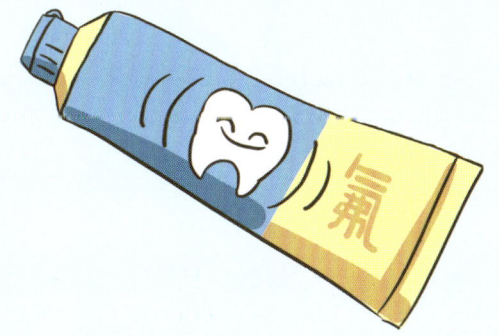

含氟牙膏是什么？

含氟牙膏不是某个品牌，而是含有一定浓度氟化物的牙膏，比如一些牙膏具有美白功能或脱敏功能，也有可能是含氟牙膏，因为含氟牙膏具有防龋效果。

那么，抗敏感牙膏呢？

它又称脱敏牙膏，主要用来缓解牙齿受到外界刺激引起的酸痛敏感症状。但抗敏感牙膏仅限于牙齿磨损、牙龈退缩牙根暴露时引起的牙齿敏感，当牙患有龋病时，应尽快就医，以免耽误治疗。

其他夸大功效的牙膏？

牙膏备案人按照国家标准、行业标准进行功效评价后，可以宣称有去渍、防龋、抗敏感、减轻牙龈问题等功效。近年来，一些牙膏大力吹鼓的抗癌、杀灭幽门螺杆菌等功能，并不在合理的范围内。还有很多人期望通过使用美白牙膏来获得广告中钻石般闪耀的牙齿，这样的要求显然是不切实际的，牙膏并不能改变牙齿的颜色。因此，在掌握正确刷牙方法的基础上选择适合自身的牙膏是锦上添花，但牙膏本身并不能决定口腔清洁效果。

第五节 其他清洁用品

一、牙线

生理状态下，牙齿之间存在着微小的缝隙，容易堆积菌斑，这些部位的菌斑控制主要依赖于牙线、牙签、牙间隙刷等工具。与牙线相比，牙签太粗，难深入牙缝里面，还容易戳伤牙龈，清洁效果大打折扣。牙线可以有效刮除牙缝里的残留物。市面上牙线种类众多，有尼龙、聚乙烯、非膨胀聚酯纤维、膨胀聚酯纤维等不同材质。但是不管何种材质，科学研究发现使用牙线后，均能使牙菌斑指数显著下降，其中膨胀聚酯纤维牙线因使用中发生膨胀，增加接触面积与摩擦力，清洁效果最佳，也适合初学者入门。

按照形态区分，日常普遍使用的牙线主要有两种：卷轴式牙线和弓式牙线。大多数朋友都反映更喜欢带柄的成品弓式牙线，因为它更方便，但弓式牙线存在一定局限性：在清洁后牙区牙时，带柄的牙线要拉开口角，更难精确控制方向；牙线弓柄无形中增加了使用成本，通常清理完全口需要数支，较为浪费。

此外，牙线表面也有涂蜡与无蜡之分，含蜡的牙线表面有光泽，更容易进入牙缝中，但清洁效率较无蜡牙线低。矫正中的朋友，使用正畸专用的超级牙线，它的一头材质较硬，可穿过矫治附件下方进行清洁。当牙线因为材质粗糙或摆放方向不正确时，切忌使用暴力，否则容易在使用过程中伤及牙龈组织。

按照形态区分，日常普遍使用的牙线主要有两种：卷轴式牙线和弓式牙线。大多数朋友都反映更喜欢带柄的成品弓式牙线，因为它更方便，但弓式牙线存在一定局限性：在清洁后牙区牙时，带柄的牙线要拉开口角，更难精确控制方向；牙线弓柄无形中增加了使用成本，通常清理完全口需要数支，较为浪费。

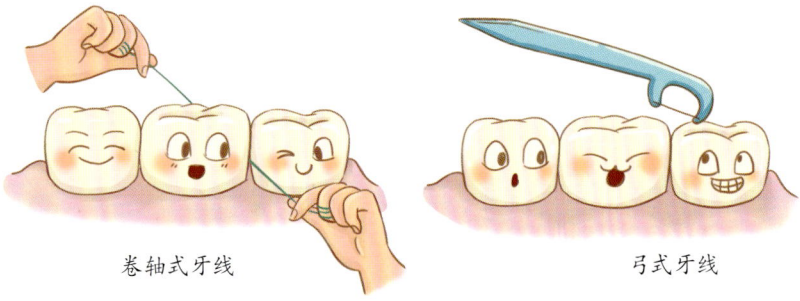

卷轴式牙线　　　　　　　弓式牙线

此外，牙线表面也有涂蜡与无蜡之分，含蜡的牙线表面有光泽，更容易进入牙缝中，但清洁效率较无蜡牙线低。矫正中的朋友，使用正畸专用的超级牙线，它的一头材质较硬，可穿过矫治附件下方进行清洁。当牙线因为材质粗糙或摆放方向不正确时，切忌使用暴力，否则容易在使用过程中伤及牙龈组织。

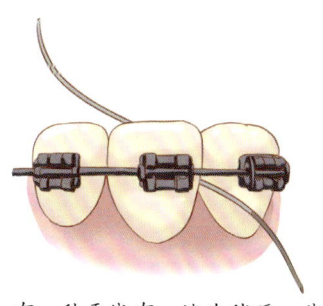

有一种牙线有一端为稍硬一些的塑料像鞋带的一头可以穿过钢丝下方，然后正常地从上到下进入牙缝在两颗牙之间清洁

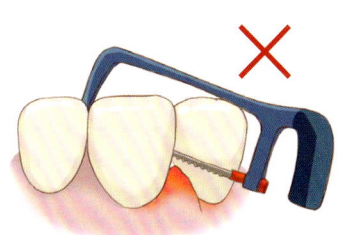

使用不当的牙线就像锯子，锯片在两个牙缝中，下方牙龈被自己锯伤

卷轴式牙线额使用方法——缠绕法：首先截取一段长度适量的牙线（40cm左右），将两端缠绕固定在双手中指上，中间留出一段清洁区域，用食指和拇指握住牙线，在拇指和食指之间的牙线大约有1cm，使牙线绷紧，将牙线放入牙缝中。牙线通过牙齿邻面接触区时会有一定阻力，此时不可用力将牙线向下压，容易划伤牙龈乳头，应当前后拉动牙线轻轻向下加压拉锯式通过牙间接触区，到达牙龈顶部。呈C形包绕牙齿的转角区域，每个位置可以上下刮擦3~5次，一段牙线被污染了以后，可松开中指缠绕的牙线。移动双手中指绑定的牙线位置，使用干净的牙线来清洁下一个牙缝。

卷轴式牙线的使用方法

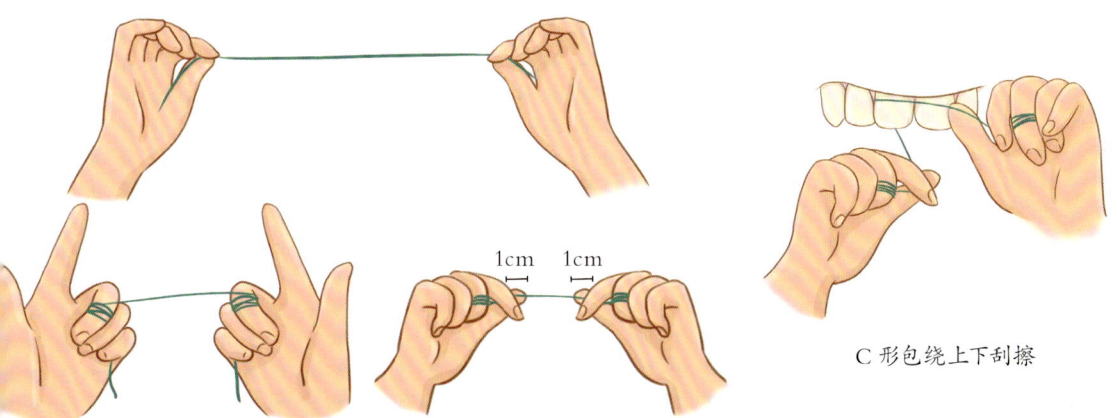

C形包绕上下刮擦

二、牙间隙刷

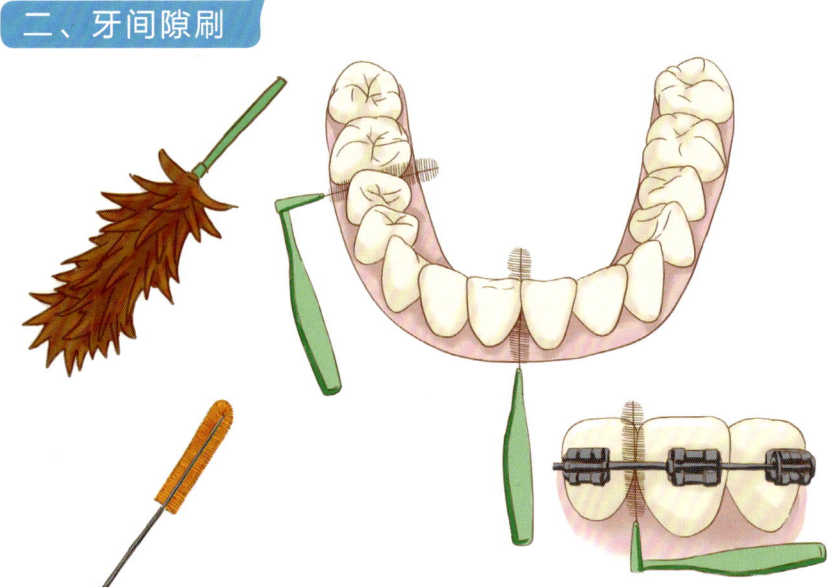

正常情况下,牙间隙被牙龈乳头充盈。随着年龄增长,牙龈乳头会逐渐出现一定程度的退缩,牙颈部间的三角形缝隙便露了出来。这样的情况在牙周炎患者口中更加明显。此时用牙线已经难以彻底清洁缝隙中的所有污渍,需要使用牙间隙刷、牙签和冲牙器来辅助清洁,它们更适用于清洁较大的牙间隙。

牙间隙刷有不同的型号大小,应当根据牙缝的宽度来选择最适合的型号。清洁前牙区可以用"一"字形的牙间隙刷,而后牙区"L"形的牙间隙刷更便于使用。使用牙间隙刷进入牙间隙时需要找到一个正确的角度,当刷头部分进入邻面后再将牙间隙刷水平向打横完全通过牙齿邻面,前后拉锯式清洁牙缝。正畸患者也可以使用牙间隙刷来清洁被弓丝遮挡的牙面以及托槽四周。

三、冲牙器

冲牙器又叫"水牙线",通过加压泵对水加压喷射出直线形、螺旋形或脉冲式的水流,清洁牙缝和牙龈处的菌斑、软垢和食物残渣,因为水的无孔不入,对正畸患者来说更是一种提升口腔清洁效率的利器。

冲牙器的使用要点是调整好舒适的出水强度,始终保持水流垂直于牙面横向移动,仔细清洗牙间隙。避免正对着发炎红肿、刚做完手术的牙龈冲水，高速水流的冲击会加重牙龈损伤，如果不小心将菌斑或食物残渣冲入牙周袋底部，可能引发牙周脓肿。一些冲牙器品牌还有附带针对不同用户群体的喷头设计，可以选择最适合自己的一款。

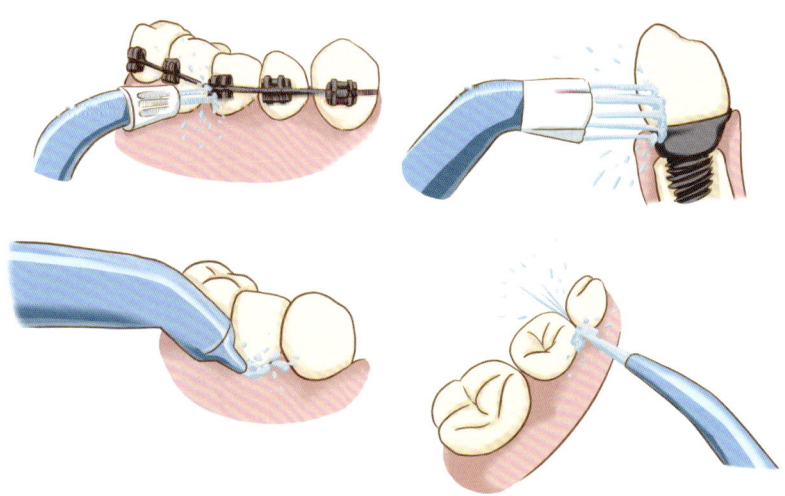

四、牙签

牙签的发明距今已至少2000年，有人认为它起源于印度，可能与佛祖释迦牟尼给弟子们传授口腔卫生知识有关。牙签与牙刷在早期都被称为"杨枝"，木材或竹子所制。在我国历史上，考古学家发掘出3世纪汉末时期黄金打造的皇族牙签，近代也出土大量银、金制牙签。正确使用牙签，可清洁牙邻间的菌斑与软垢，作为刷牙的补充。

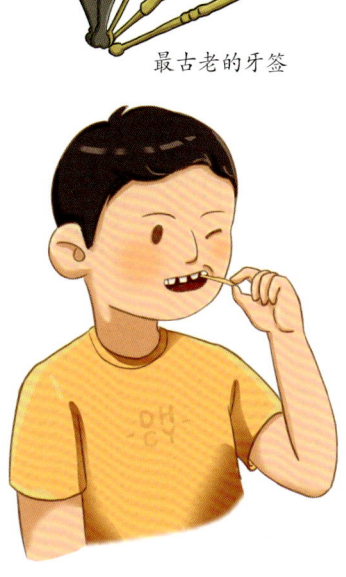

最古老的牙签

牙签是一些中老年人的生活必需品，但是，牙签制作质量良莠不齐，存放不当容易滋生霉菌、传播疾病等。使用不当会造成牙龈损伤，有时为了急于将食物剔除，将牙签大力塞入牙缝。不正确的使用，可能损伤牙龈，使牙间产生更大的缝隙，习惯性叼着牙签也是一种特别危险的习惯。正确的做法是，尽量用牙线或牙间隙刷代替牙签，如一定需要使用，则将牙签以45度角进入牙间隙，尖对着牙冠，将食物向舌侧或牙根相反方向慢慢滑动剔除。

第六节 医院的专业清洁

以上我们提到的都是家庭控制牙菌斑的方法。然而,刷牙只能清除牙齿和舌头表面的菌斑和食物残渣,牙线、牙间隙刷等只能清除牙齿邻面的软垢和菌斑。就算刷牙刷得特别仔细、牙线用得很勤快,也阻止不了顽固的牙菌斑躲在一些隐蔽的角落暗暗壮大形成牙结石,对口腔健康造成威胁。

牙结石的生成速度与口腔卫生习惯及个人唾液成分有关,即使牙周健康的人群也要以半年至一年为期,做一次龈上洁治,也称洗牙。一些特殊的人群,比如无法做好日常口腔卫生维护,牙龈长期发炎、牙齿软垢较多的人,或是抽烟和长期喝茶的人,糖尿病、心血管系统疾病及消化道疾病的患者等等,应当适当缩短定期做维护治疗的间隔时间,在洁治后继续进行牙根周围深层次的治疗(龈下刮治)。

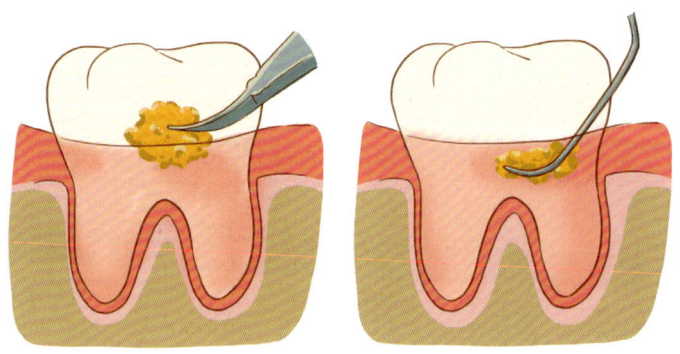

超声洁治虽然产生刺耳的声音,令人恐惧,但其原理是工作头的高频振动,工作头轻柔地从牙面滑过,高频能量传递到牙齿和牙龈表面刮除菌斑、牙垢和黏附在牙面上的色素,同时喷出的水雾使水滴内细微的真空泡迅速塌陷产生能量,从而将牙结石震碎摧毁。最后的抛光过程按摩牙龈,加速血液循环,促进新陈代谢,使牙龈健康强韧不易出血。

第五章 口腔清洁维护

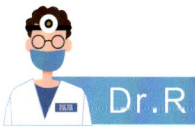

Dr.R 答疑

1 牙菌斑那么厉害，我怎么看不见牙齿上的菌斑呢？

牙面附着的菌斑较薄，颜色与牙齿相似，较难辨别。当牙面不洁时，从牙面上刮下的白色软垢中便堆积着大量菌斑。使用菌斑指示剂可方便地检出菌斑，在指示剂的帮助下采取措施彻底清除菌斑，可以有效预防龋病、牙周病的发生。菌斑指示剂有的是片剂，有的是染液，只需要将菌斑显示片放入口内充分嚼碎或用染液漱口即可显色。接着针对着色位置重点清洁，将牙面刷净。使用它安全且方便、口味宜人，是一种常规培养口腔清洁习惯的方法。

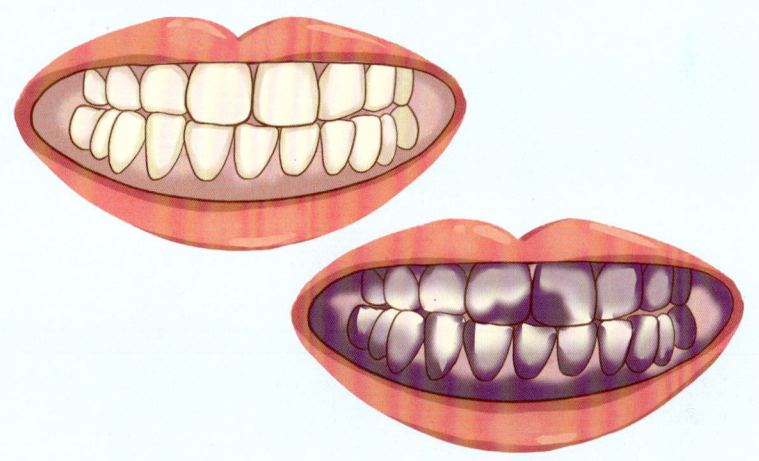

2 "刮舌苔神器"能预防牙周病和口臭？

舌头表面被覆舌苔，是中医学中舌象的核心内容，中医认为苔乃胃气之所熏蒸，《临证验舌法》："内外杂证，无一不呈其形，著其色于舌"。舌苔的厚、薄、黄、白等特征能反映疾病的不同发展阶段、推断病势进退、预估病情预后。中医常通过研究舌苔的颜色、厚度判断人体内阴阳虚实。生理状态下舌苔的形成是一个动态平衡的过程，由舌表面的丝状乳头和填充其间的脱落上皮细胞、渗出的白细胞、唾液、细菌、食物碎屑等共同组成。清除舌苔后第二天舌苔厚度明显反弹，说明舌苔在不断堆积，因此每日用牙刷或舌苔刮除器清除舌苔，就如每日刷牙一样重要且必需。

但是，不建议使用舌刮器过分地强力刮舌苔。举个例子，舌苔厚腻的患者 G- 厌氧杆菌增加，口腔链球菌、G+ 厌氧杆菌等口腔优势菌减少，口臭也会加重。然而，舌苔本身能够反映人体的健康状况，出现异常现象时应当及时就医，以判断身体健康状况，强力刮除舌苔并不能治愈伴随出现的其他症状，过分刮舌背还可能引起味觉下降。

③ 电动牙刷会不会伤害牙齿或牙龈呢？

只要刷牙的方式正确，无论电动牙刷和一般牙刷都可以起到清洁牙齿的作用，具体选择哪种牙刷，可以根据自身需求和条件选择。在正确的操作下，电动牙刷不会损伤牙齿和牙龈。不过由于电动牙刷的振动比较强、声音比较大，适合 3 岁以上的人群使用。

④ 缺乏维生素会导致刷牙出血吗？

刷牙出血、牙龈红肿、疼痛，这种情况非常常见。在疲劳、生活不规律，刷牙潦草时更容易出现。有些人以为牙龈出血是因为缺乏某种维生素。虽然长期严重缺乏维生素 C 确实会导致牙龈出血红肿（长期在大海上漂泊的水手所患的"坏血病"），但这得要一连两三个月都不吃蔬菜水果等含有维生素 C 的食物，大多数牙龈出血都是牙龈炎症的表现。

⑤ 正畸患者可以用电动牙刷吗？

由于担心矫治器脱落，正畸患者一般都使用手动牙刷。近年来有研究表明，正畸专用刷头控制菌斑的效果明显优于普通刷头及手动牙刷，左右转动型电动牙刷最有利于固定矫治法的患者维护牙龈健康及去除菌斑。应清洁到托槽与弓丝周边易存留食物残渣的部位，并保证足够的时间及次数。

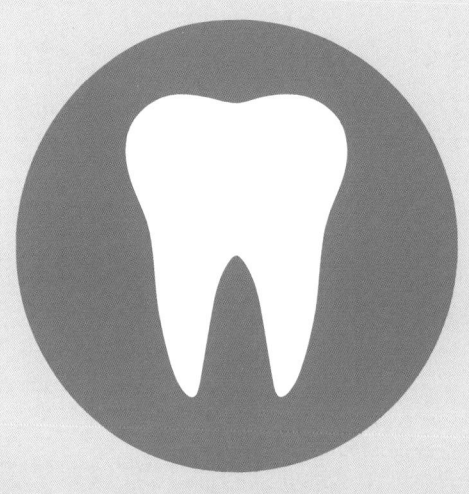

第六章 口腔专科医院就诊指南

第一节　口腔专科医院里的主要科室

尹医生在口腔医院里上班，常告诉患者朋友看不同的牙病要到不同的科室，因为在口腔大专科下，还细分了十余个口腔小专科。但患者朋友听完尹医生滔滔不绝的告知和解说后，面对着满屏学名的挂号大屏幕，脸上还是一脸茫然。

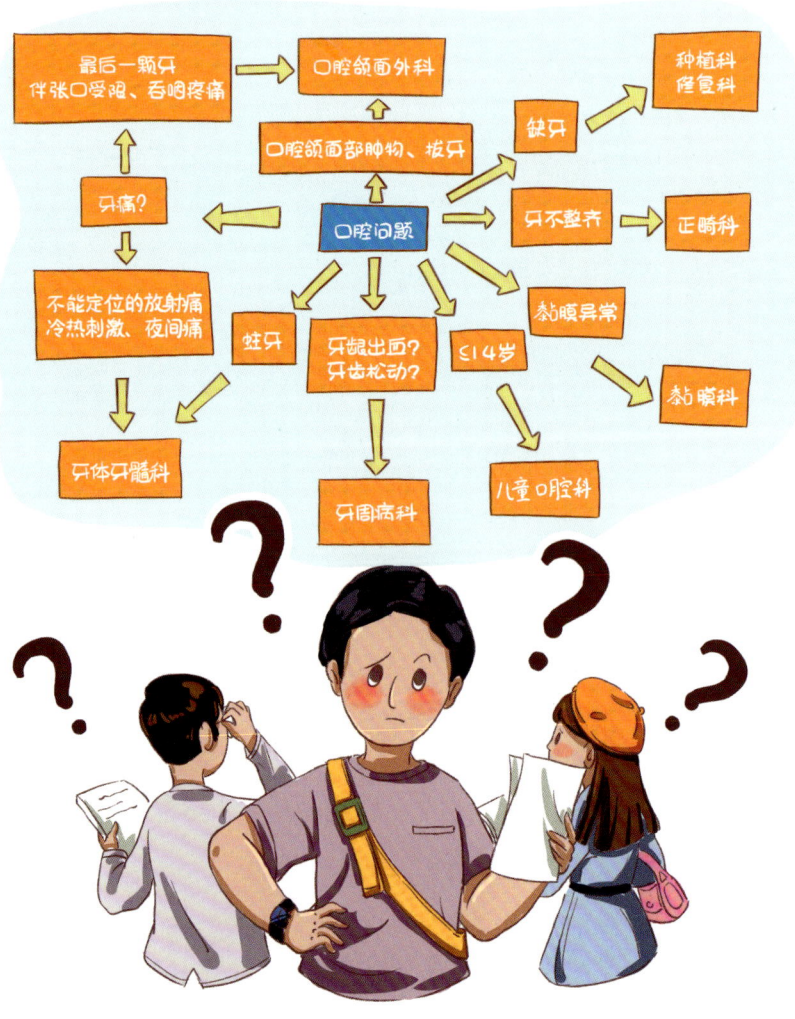

一、牙体牙髓科

主攻龋齿（补牙），专治牙痛（根管治疗）

牙齿里面是有神经的，叫做牙髓。髓即骨头的空腔中像胶状的东西，也是牙齿坚硬外壳内包裹的柔软部分。受到外界侵害时，它只能以酸痛、跳痛、触电样痛的形式告诉你。龋齿、缺损的牙齿累及牙体组织浅表部分时并无明显感觉，当细菌接近牙髓时，即出现不同程度、不同形式的疼痛。牙体牙髓科，顾名思义就是治疗牙体龋齿及牙髓感染的科室。

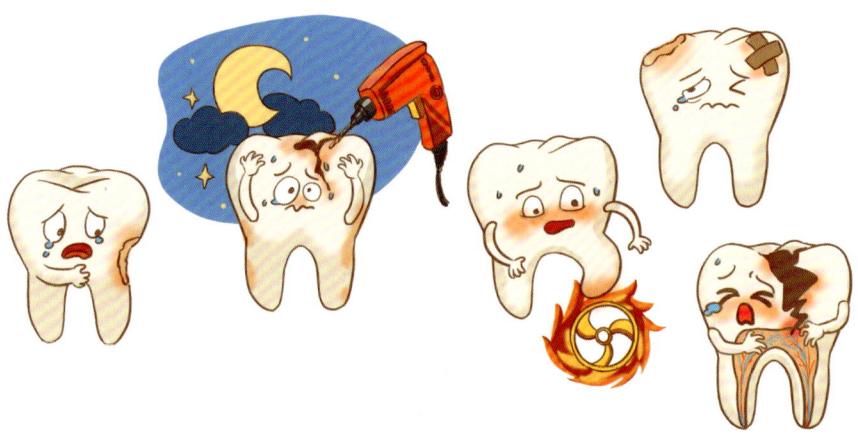

二、牙周病科

牙龈出血、牙齿松动，高效维护口腔环境

牙根周围被牙槽骨包绕，二者之间由牙周膜连接，牙槽骨的表面还覆盖有牙龈。牙槽骨、牙周膜和牙龈是牙齿周围的支持组织，叫做牙周组织。牙龈出血是牙周组织出现炎症的最早表现，牙齿松动是牙周炎不受控制，牙槽骨被持续破坏的结果。发生于牙周组织的疾病统称为牙周病，牙周病科就是治疗牙周疾病的科室，诊疗项目有洗牙、牙周基础治疗、松动牙齿的固定和牙周手术等。

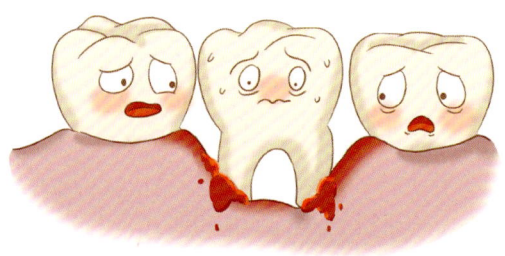

三、黏膜科

吃软不吃硬的口腔软组织

口腔里除了牙齿之外，所有粉红色的软组织（包括舌头）表面都被覆着黏膜，内有血管和神经。和皮肤的作用类似，口腔黏膜也是人体免疫系统的第一道物理防线。发生在口腔黏膜上的破损、溃疡、增生、白色斑纹等病变，需要去黏膜科就诊。

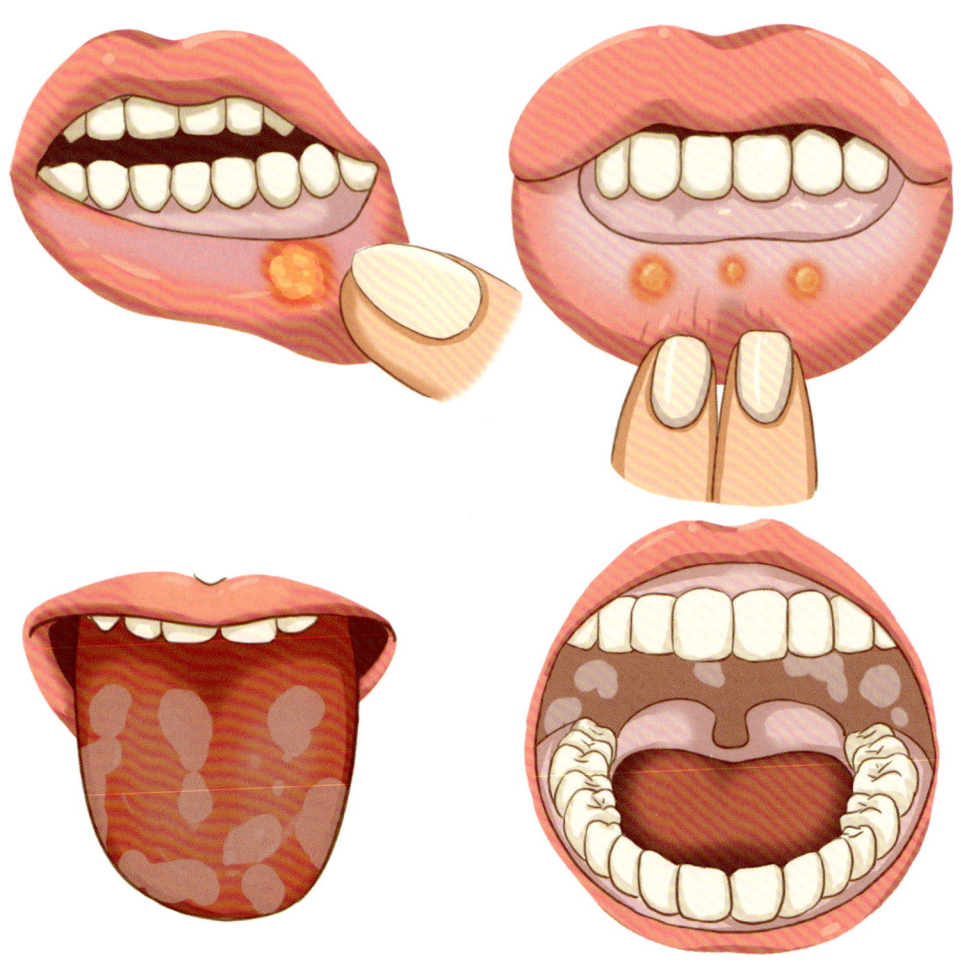

四、口腔颌面外科

手术一把刀，拔牙肿瘤和外伤

口腔颌面外科的主要任务是做手术，拔除不能保留的牙齿，摘除口腔颌面部的小肿物等病变组织，同时也治疗发生于颌面部的外伤、出血、骨折。在大型医院或者口腔专科医院，口腔颌面外科还分为门诊和住院病房两个部门，门诊局麻下无法操作或风险较高的患者，需要入院治疗，在全麻下操作。如骨性错𬌗畸形的患者，需要配合正畸进行的正颌美容手术，也是要在颌面外科病房完成的。

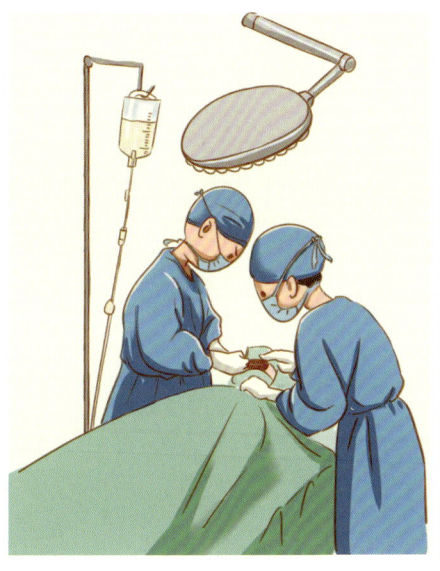
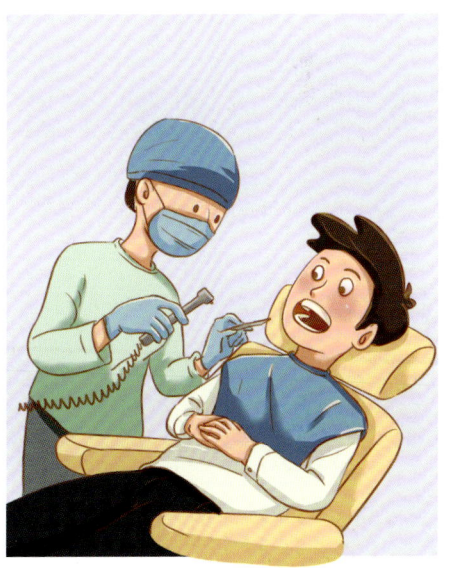

五、正畸科

排齐牙齿，还你高颜值

"正畸"二字是"矫正错𬌗畸形"的意思，牙齿排列不整齐、颌面部发育畸形等问题，需要去正畸科就诊。必要时，正畸科也配合其他科室的治疗需要，纠正牙齿的不良位置。

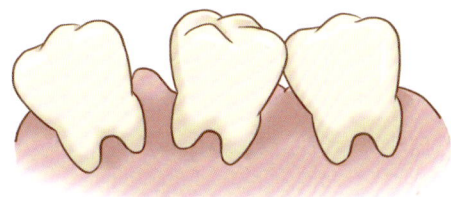
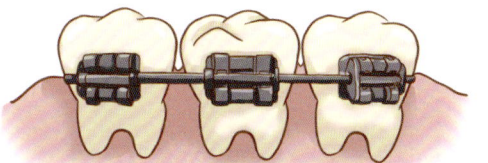

六、修复科

修复你缺失的牙，给受损的牙齿穿上防弹衣

龋齿发展到最后，牙齿出现大范围缺损，补牙已经难以保证治疗效果，此时可以通过嵌体、烤瓷冠（有些人也称它为牙套）等方式恢复牙齿的外形、美观及功能；由于牙周炎、外伤或严重的根尖周炎等原因导致的缺牙，缺牙区需要用烤瓷桥或者活动假牙来恢复功能。这修复缺失牙、缺损牙的科室，就是修复科。

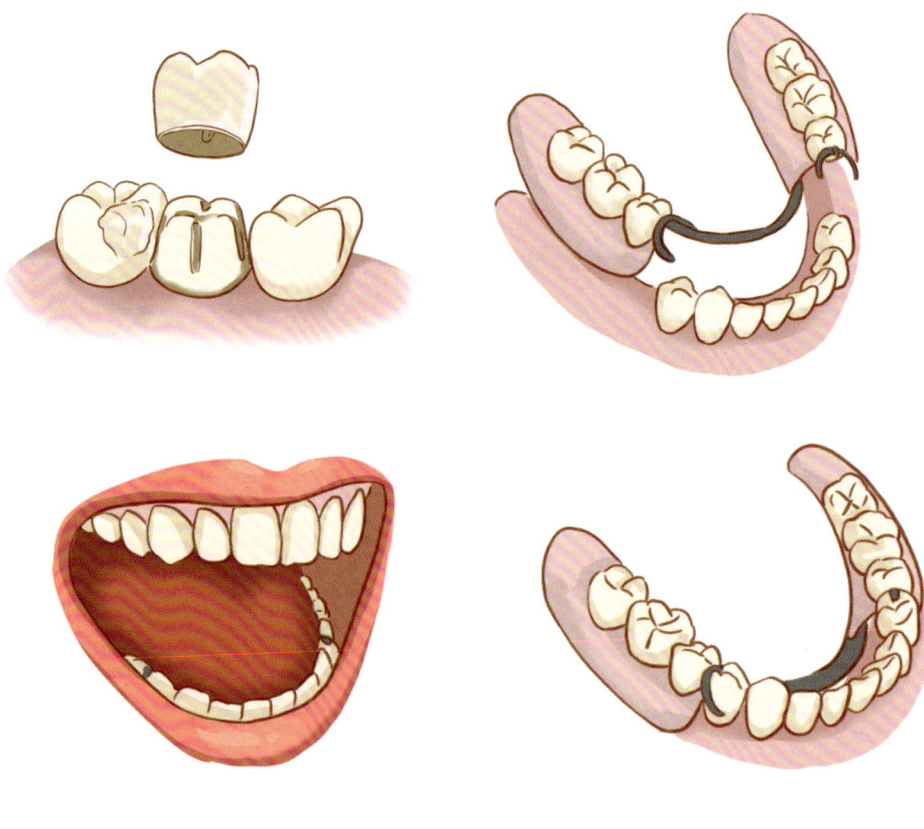

七、种植科

"人类的第三副牙齿"

人的一生一共有两副牙齿：乳牙和恒牙。恒牙缺失后就无法再生了，而随着社会科技的进步与发展，种植牙成了人类的"第三副牙齿"。有些人想象种牙和种树一样，以为医生"播种"后，可以自己长出新的牙齿。

其实种植牙也是假牙修复方式中的一种,它是在缺牙区的牙槽骨内植入人工牙根,待牙根和牙槽骨长在一起后,再在上部连接人工牙。这就结合了外科和传统修复的技术,独立修复缺牙区域,且不伤及邻牙。该技术也可以为传统活动假牙提供支撑和固位力,是一种日益成熟、普及的修复方式。

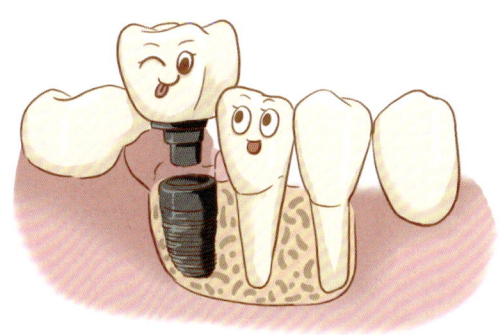

八、儿童口腔科

儿童口腔医学是以年龄划分的口腔分支学科,14岁以下的儿童一般都到儿童口腔科进行治疗。它涉及的疾病治疗范围也很广泛,主要包括儿童龋病、儿童牙髓病和根尖周病、儿童外伤的诊治,牙齿萌出异常或早期缺牙,窝沟封闭,儿童口腔的遗传性疾病,牙周组织疾病及黏膜病、儿童口腔外科疾病等。

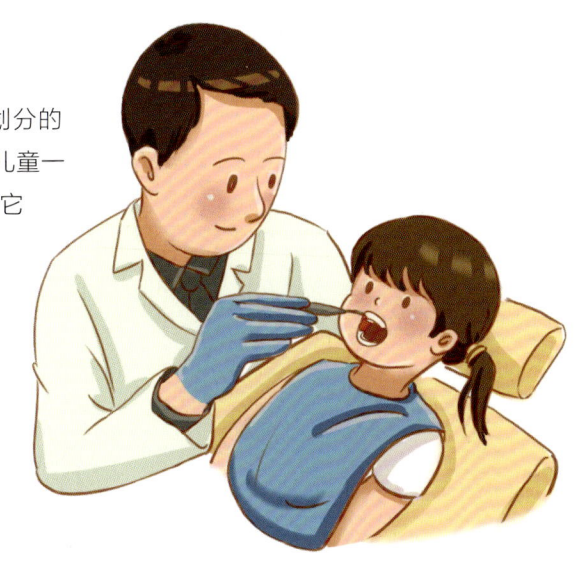

九、颞下颌关节病科

在少数口腔专科医院中,还有专门看颞下颌关节病的科室,但大多数时候,医院里会有一些医生擅长颞下颌关节病的诊治,并未单独列出科室。

第二节 口腔疾病常规诊治前须知

在平时的口腔临床工作中，我们发现有不少患者朋友看牙存在恐惧感，这可能与之前的经历有关，也和对未知事物充满恐惧有关。随着我国医疗水平的提高和诊疗环境的改善，目前的口腔诊疗正朝着微创化、舒适化方向发展，因此，大家不必过多地担忧。下面我们一起来了解下口腔诊疗前的一些前期工作和诊疗常识。

一、口腔医生手里的"兵器"

牙医不仅仅检查口腔，也需要对头面部按一定顺序检查。一般检查包括口腔检查、颌面部检查、颈部检查、颞下颌关节检查和唾液腺检查，因此称"牙医"为口腔医生会更准确。

中医有"望闻问切"的检查方法，有"视其外应，以知其内脏，则知所病矣"的说法。口腔检查中，除了视诊（观察面部是否对称，有无畸形、肿胀、包块等，看牙的色泽、排列、数目、形态、龋齿、残冠、残根等大体情况）、扪诊（用手指触摸病变部位）、叩诊（用工具轻轻敲打）、探诊（用尖锐器械进入狭窄部位检查病变深度和形状）、咬诊（咬棉签等检查是否疼痛不适）、电活力测试（微电流在正常组织内形成回路感应炎症），有时候还需 X 线、CT、唾液腺造影、同位素追踪、切取病变组织检查等辅助检查手段。

口腔医生手中的三件宝分别是口镜、探针和镊子，检查病变部位时可能会有疼痛不适的感觉，但不必过于紧张，要尽量避免移动头部或肢体，以防止锐利器械戳伤自己或传达给医生不必要的错误参考信息。

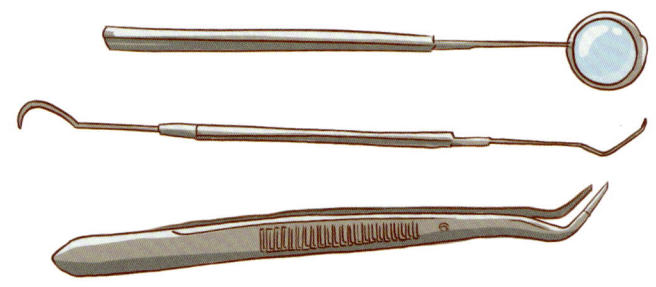

二、给牙齿拍照

近年来，计算机辅助设计制作、3D 打印等数字化、智能化技术逐渐渗透到人们生活的方方面面，口腔科也逐渐走上了数字化的发展道路。有时候医生需要对患者的口腔，甚至是面部进行信息的采集，留下口内照片，对牙齿的治疗过程进行更好的设计和记录，给患者提供一个直观的治疗效果预览，也给牙医背后的技师团队制作假牙等修复体，提供更准确的数据基础和参考。

举个例子，为了更好恢复门牙的美观，我们在电脑上设计出适合患者的牙齿外形大小甚至是颜色，并在开始治疗前就进行计算机上的模拟制作，在征求患者的意见后，再实施精准的个性化的镶牙治疗。

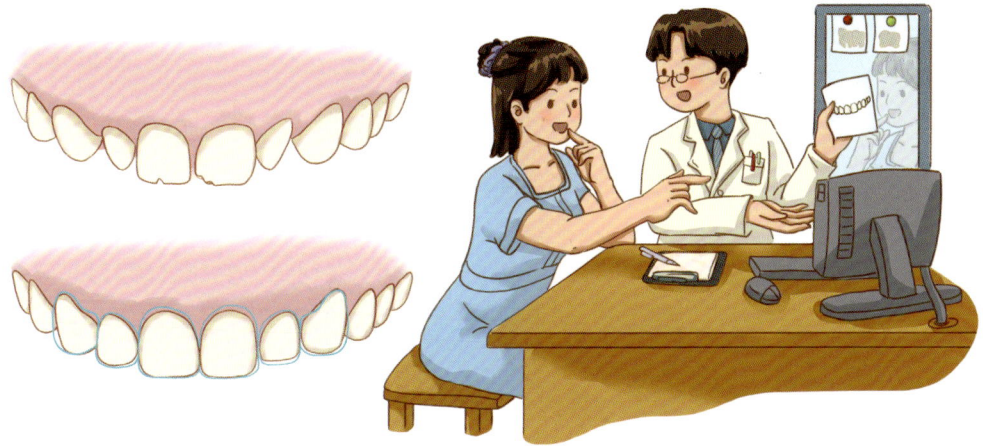

三、拍 X 线片检查

很多患者来口腔科就诊时，都会被要求先去拍个片，对此部分患者表现得抵触和反感，认为拍片麻烦、费钱、对人体有辐射。患者由于不了解拍片的意图，低估了 X 线片的安全保障作用和对诊疗的重要价值。口腔科的放射学辅助检查手段，主要分为根尖片、全景片和 CBCT 三类。

通过 X 线片，口腔医生可以了解蛀牙的范围有多大、阻生牙的位置、牙根和牙槽骨是否健康、种植牙是否有充足的骨量、颌骨肿瘤的范围等等。在治疗前可以帮助发现病变并确定其程度、范围；在治疗中可以引导治疗的下一步如何开展，确定治疗范围和治疗深度；在治疗后便于观察疗效，判断预后及相关的预防措施。那么，口腔诊治中所拍摄的 X 线片的辐射计量有多大？下面我们来了解一下：

每拍一次根尖片产生 5μSv 辐射量，拍胸片辐射剂量约 20μSv。按每天吸两包香烟计算，香烟烟草中放射性核素辐射剂量相当于每天照一次 X 线胸片。传统的 X 线胶片成像现正被牙片数字化系统 (RVG) 代替，具有快捷、辐射量小、图像清晰直观、计算机处理等特点，所需的 X 线辐射量仅为传统根尖片的 20% 左右。

根据国际放射防护委员会的建议，一般民众辐射剂量为每人每年不得超过 5mSv（5000μSv），对日常工作中不接触辐射性工作的人来说，每年正常的天然辐射（主要是因为空气中的氡辐射）为 1000~2000μSv，如果在高辐射水平的自然环境下待一天，例如高原地区，辐射剂量也会增加。而拍片时，患者还可以穿上铅制的防护服，并且这种低剂量的辐射不针对腹部等重要器官，患者不必过度担心。

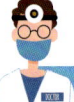

Dr.R 答疑

① 看牙医需要空腹吗？

答案是不需要。有些患者因为牙齿不适无法进食，或担心口腔内有食物残渣，见到医生会很尴尬，又或者挂号排队来不及吃饭等原因，会空腹看牙，这是不推荐的。首先，口腔治疗往往需要比较长的时间，在等待中如果空腹，容易放大烦躁情绪和不适的体感；其次，许多治疗伴有疼痛，需要进行麻醉，如果空腹麻醉，可能导致晕厥。当然，如果看牙病前需要全身系统的常规检查，则要根据检查项目的要求去决定是否要空腹。

② 几点去看牙合适？

曾听说过一些很奇怪的说法，例如，下午不能拔牙。其实口腔就诊的时间往往比较长，很多医院为了患者安全和医疗质量考虑，在下班前的 30~60 分钟就会停止患者的挂号服务，所以看牙切忌踩点。现在大多数医院都已推出公众号的预约就诊服务，可以查看医院官方公众号或当地医疗机构提供的云端平台进行预约挂号，同时可以挑选自己心仪的医生，一定要清楚他们的擅长领域和相对应的专业，从容就诊，以免挂错医生，导致临时要更换医生重新挂号。

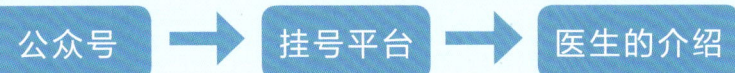

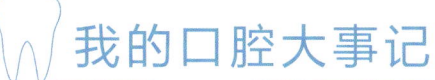 我的口腔大事记